临床面部个性化审美分析
——要素、原则和技术

Clinical Facial Analysis
Elements, Principles and Techniques

（第 2 版）

临床面部个性化审美分析
——要素、原则和技术

Clinical Facial Analysis
Elements, Principles and Techniques

（第 2 版）

原　著　Fabio Meneghini　Paolo Biondi

译　者　于　江

北京大学医学出版社
Peking University Medical Press

LINCHUANG MIANBU GEXINGHUA SHENMEI FENXI——YAOSU、
YUANZE HE JISHU

图书在版编目（CIP）数据

临床面部个性化审美分析——要素、原则和技术：第 2 版
/（意）法比奥·门那基尼（Fabio Meneghini），（意）保罗·比昂
迪（Paolo Biondi）原著；于江译 .—北京：北京大学医学出版
社，2018.1
　书名原文：Clinical Facial Analysis: Elements, Principles and
Techniques（second edition）
　ISBN 978-7-5659-1687-8

　Ⅰ. ①临… Ⅱ. ①法… ②保… ③于… Ⅲ. ①美容术Ⅳ.
① R625

中国版本图书馆 CIP 数据核字 (2017) 第 247580 号

北京市版权局著作权合同登记号：图字：01-2017-1634

Translation from English language edition:
Clinical Facial Analysis
Elements,Principles,and Techniques
by Fabio Meneghini and Paolo Biondi
Copyright © Springer-Verlag Berlin Heidelberg 2012
This work is published by Springer Nature
The registered company is Springer-Verlag GmbH
All Rights Reserved

Simplified Chinese translation Copyright © 2017 by Peking University Medical Press.
All Rights Reserved.

临床面部个性化审美分析——要素、原则和技术（第 2 版）

译　　者：于　江
出版发行：北京大学医学出版社
地　　址：（100191）北京市海淀区学院路 38 号　北京大学医学部院内
电　　话：发行部 010-82802230；图书邮购 010-82802495
网　　址：http：//www.pumpress.com.cn
E — mail：booksale@bjmu.edu.cn
印　　刷：北京强华印刷厂
经　　销：新华书店
责任编辑：李　娜　　责任校对：金彤文　　责任印制：李　啸
开　　本：787mm×1092mm　1/16　印张：15　字数：371 千字
版　　次：2018 年 1 月第 1 版　2018 年 1 月第 1 次印刷
书　　号：ISBN 978-7-5659-1687-8
定　　价：169.00 元
版权所有，违者必究
（凡属质量问题请与本社发行部联系退换）

主译简介

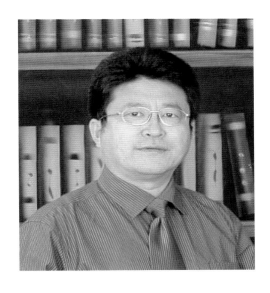

　　于江，教授，医学博士，硕士研究生导师，美容颌面整形医师。大连医科大学美容医学院院长、口腔医学院副院长。《美容医学造型艺术》课程创建人。中国科学院教材建设专家委员会医学美容技术专业主任委员，全国高等医药教材建设研究会全国高等学校美容医学专业教材第二届审定委员会副主任委员。于江教授将面部雕塑课程结合面部解剖应用到颌面美容外科当中，建设性地提出了医学、美学、艺术"三元论"的现代美容医学学科理论体系，并将艺术的表现手段融入到医学美学当中，建设性地提出"美容医学是医学、美学、艺术的交叉融合，是塑造人体身心艺术美的现代医学"。确立了美容医生的定位：拿"手术刀"对患者"心灵"进行雕刻的"艺术家"。创建了"以现代医学为核心、以艺术为基础、以美学为理论、以审美为目的、以市场为导向、以法律为保障"的课程体系，2005 年荣获辽宁省教学成果一等奖。主编了美容医学本科专业国家"十一五"规划教材《美容医学造型艺术》（人民卫生出版社，2010 年）和《美容口腔技术》（科学出版社，2015 年）等多部著作。

译者前言

首先向本书的作者意大利帕多瓦大学美容颌面外科法比奥·门那基尼（Fabio Meneghini）博士和意大利佛里大学颌面外科保罗·比昂迪（Paolo Biondi）博士致敬！

意大利充满了时尚浪漫的气息，是艺术与审美的高地。拉斐尔的《雅典学派》充满智慧，达芬奇的《蒙娜丽莎》、米开朗基罗的《大卫》充满活力。美，是生命的乐章，飞舞在每个人的眼中，流淌在帕瓦罗蒂的歌声里，跳动在美容医生的刀尖上，雕刻在患者愉悦的心底。

眼看世界色彩纷呈，心见大师内心快乐的秘密。用慧眼探测审美者的心相，用智力创造科学的奇迹。用艺术表达人类的心声，用作品实现和谐的目的。习百家之长，承文化血脉，弘人类精神，环时空之语。人为生物之灵长，用科学这把锤子，雕艺术的但丁神曲，天人合一。

古为今用，洋为中用。敞开心扉看世界，拆掉思维的墙，世界不再神秘。愿同仁神游物外，无愧医者仁心之寄。以此为序，帷幕开启。

由于东西方的文化差异、语言结构的不同，译者在翻译过程中力图表达作者的真实意思，避免"度娘式"的文字转换翻译，充分考虑了构词规律的不同，采用书面语和口语两种形式：书面语以科技用语表达专业内容，如 face——面部；口语以生活用语用作医患沟通，如 face——脸。由于译者水平有限，译作难免有错误和不准确，敬请广大同道批评指正。

于　江

致　谢

　　首先感谢李娜编辑的慧眼，发现了这本好书，以及在书稿编辑加工、审校工作中付出的辛勤劳动。感谢北京大学医学出版社对我的信任。有了这些基础，我们才有了思想交流的机会。感谢作者与读者的天赐良缘，才有了思想的盛宴。

　　其次要感谢同行的支持与鼓励，如鲁树荣医师的翻译交流，还有于跃医师提出的专业审校意见。

　　还要感谢我的学生刘祜、范萌知、刘程，她们为本书的出版做了大量基础性工作，在此一并表示感谢。

于　江

目　录

第 17 章 爱德华多·隆巴尔迪·瓦劳利：美是复合的..........209

引 言
面部分析：内容(what)、目的(why)、时间(when) 和方法(how)

笔者在本书中所阐述的内容包括两部分：①面部分析的一些基础要素和原则标准，它们是不变的、通用的；②一些技术细节，仍处于个人观点层面，需要进一步验证；并且，这些技术细节还在随着时间和技术的发展日新月异。希望广大读者在阅读时，保留和肯定前者，自己评判和改进后者。

分析： 详细地检查要素或典型结构的数据，作为讨论和说明的基础。

要素： 学科分支的基础知识。

原则： 广泛认可的科学定理或特殊应用的基本定律。

技术： 完成特殊任务的方法，特别是艺术作品或科学程序的创作、表现。

引自：《新牛津英语词典》，牛津大学出版社，1998 年。

什么是临床面部分析

临床面部分析（clinical facial analysis，CFA）是医生评估和判断患者面部的比例、体积、外观、对称度和明显畸形程度的一种方法。其采用直接临床检查、拍摄临床照片、拍摄 X 线片和 CT 扫描这些基本方法。

临床面部分析对于许多专科医师都是必不可少的，例如整形外科医师、面部整形外科医师、颌面外科医师、眼整形外科医师、耳鼻喉科医师、头颈外科医师、美容外科医师、正畸科医师、修复牙科医师、皮肤科医师，以及任何与面部美学和功能相关的专业医师[1]。

临床面部分析不是临床执业或患者咨询时的某个特殊阶段。它占据我们职业生涯的大部分时间，而且是一个不间断的过程。此外，临床面部分析是我们每天的工作中不可分割的一部分，我们应能在分析患者面部特征的同时回答他（她）的问题或阐明某一过程。

临床面部分析不可以委托其他同事。我们的检查发现是治疗计划和手

---

[1] 面部分析对许多非医疗的专业人员也很重要，例如美发师、眼镜设计师、化妆师和美学家。

术方案的基础，同时也是患者的需求。对待面部美学，我们需要对整个过程负责，而不仅仅负责某个方面。

面部外科、口腔正畸和任何"美学"治疗都是对已经存在的要素进行重新排列。通过临床面部分析，我们能够对已经存在的要素进行设想、评价和优化。

如何训练和发展临床面部分析技能

你需要一个练习的环境。如果你是初学者，可以协助其他同事一起记录和分析新患者。

同任何技能一样，每日练习才是最重要的。对临床面部分析着迷，阅读一切与之相关的内容。多与专家们交流经验，并观察他们如何解决遇到的各种困难。让自己充满热情，然后凝练个人的特色，形成自己独特的风格。总之，大量的练习才是最重要的。在实际临床执业中练习，同时在自己的想象中练习。

螺旋分析线

不断的临床面部分析过程可以分成 4 个连续的步骤：术前、术中、术后早期和术后晚期。最后一步，即所谓的随访，可以对特定患者或患者群的治疗过程做出结论，有助于指导新患者的术前分析步骤，从而形成一个正向的螺旋分析线。这可能是我们所做的最好的自学练习法（见下图）。要

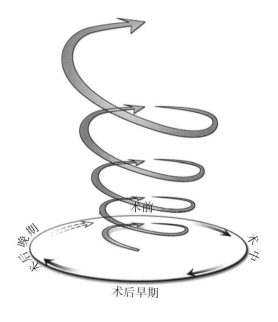

形成一条正向的螺旋分析线，就必须遵守如下规则：

- 建立档案，每个新患者的档案都附有临床面部摄影照片和以最佳方式书写的记录，不管他（她）日后是否接受治疗。
- 在术中、术后早期和晚期建立连续的档案，利用这一初始资料作为模板，以确保临床病例有最好的可比性。
- 对老患者建立连续的年度一览表，以进行远期随访。再次见到患者时，在诊前或诊中，应立即对这个病例进行回顾。对记忆来说，没有什么比当着患者的面回顾病例更加有效。
- 以最佳方式收集和储存资料，要记住，你需要的这些数据就像工具一样。
- 你需要形成一条螺旋分析线，只有你对它的持续增长负责。

在图表上，不应将时间看做是从左至右运动的一条线，而应将其当做自然界的从春到夏、从秋到冬的运动。无论是自然界的一年，还是面部分析的临床病历，要完成一个循环，所有的"四季"都必须有始有终。如果能亲自跟随整个周期，我们的经验将更有价值。

有时，我们要向患者解释螺旋分析线的意义，这相当于医生接受继续医学教育的重要组成部分。

临床面部分析方法的灵活度

现阶段对患者进行分析的基本特点就是灵活度。灵活度在开始会被误解为缺乏一致性、可重复性、可控性，但是，由于很多原因，我们需要灵活度。首先，对不同患者、不同问题，需要个性化的处理方式，这需要独特的经验。

最大限度保证一致性、可重复性、可控性的方法是在就诊初期采取严格的方法，随着病例分析的进展引入灵活度。这意味着，初诊时我们要收集患者完整的基础性资料以便进行详细的全面部分析，并依据患者的个性化特征对材料进行严选。

不要应用线性的分析方法

临床面部分析与任何诊断工具一样，可能会被误解或误用成一个线性的分析方法。有时，通过分析决定优先采用逻辑性或线性量表，根据患者表达或未表达的需求，对我们的目标列表进行修改；有时，为拓宽治疗方案，增加一个或多个附加方案会有更好的效果；有时，我们的患者需要的是局限性和微创治疗方法；有时，应用线性的临床面部分析方法会导致手术技术难度增加、治疗时间延长（多重步骤）或结果不稳定。

为了避免和减少这些问题，要不断地警惕应用线性临床面部分析方法带来的逻辑误区。

面部美学涉及的四个要素

面部美学涉及的四个要素：
- 软组织的质量
- 软组织的数量
- 软组织动力学
- 骨骼支撑系统

软组织的质量问题主要涉及皮肤颜色、质地、弹性、光损害、色素沉着、浅表皱纹和瘢痕。同时，头发、眉毛、睫毛、嘴唇的特征，虹膜和巩膜的颜色，妆容等都起到不同的作用，影响着我们对面部表面质量的认识。

软组织的数量由每个部分的厚度及其空间分布所决定，诸如面部的脂肪、肌肉、腺体、黏膜以及皮肤。

软组织动力学的问题主要涉及模仿运动和骨骼肌运动，以及头部姿势。由等长的肌肉活动所维持的头部姿势，对观察者在不同面部单元的感知，起到主要作用。

骨骼支撑系统包括外部骨性支架、鼻软骨、耳郭软骨及前排牙齿。面部特殊的支撑组织结构是眼球，它的大小尺寸和空间位置极大地影响着面部美学。

第 4～10 章对面部美学各方面的检查、识别四大要素的特殊作用方面，做了充分论述。

三大错误

错误类型可以被分为三种：
- 患者选择的错误
- 术前分析的错误
- 技术实施的错误

患者选择的错误

患者选择的错误时常发生，比如一个患者特别关注面部的某个细节而忽略面部整体；一个女性希望通过外科手术使唇部年轻化，以此取悦她的丈夫；一个男孩希望拥有一个和布拉德·皮特一样的鼻子。

我们将就这一部分内容在第 15 章中做深入的学习和探讨，并分享一些推荐读物。

术前分析的错误

临床面部分析错误可导致计划和治疗错误，产生不良的后果，而根源就在于分析！

基本的术前分析有三种：医师最初的分析、患者最初的分析和术前最终的分析。后者是医师和患者共同合作确定的。本书的主要目的是想帮助读者避免这三类分析错误。

技术实施的错误

在办公室完成详细的术前准备工作后，最后一步是完成治疗计划。尽管本书没有详细描述外科手术、牙齿矫正或美容技术的具体技术，但本书第 12 章对术中、术后的分析提供了有效的方法，以鉴别这些将来可能发生的错误。

改变外貌的治疗

容貌的改变经常是患者的主要诉求，例如美容手术、医学美容、多数牙齿矫正的病例。其他情况则与功能问题有关，如严重的鼻气道阻塞、严重的牙齿咬合紊乱及严重的上睑下垂。而且在后面这种情况，详细的面部分析是必需的，理由如下：

- 原始条件和美容问题或多或少是有联系的。
- 功能问题的治疗通常会导致容貌变化。
- 术后，患者关注外貌变化多于功能改善[1]。

在术前会诊时，这三点内容必须向患者充分说明和尽量沟通。下一章将详细阐述。

参考文献

[1]　Heldt L, Haffke EA, Davis LF (1982) The psychological and social aspects of orthog-nathic treatment. Am J Orthod 82:318-328.

第1章 患者面部分析：面对面评估法及摄影图像评估法

只有跟随他，才能知道他去了哪里。

本章将介绍如何接诊一个新患者。理想的房间应该具备三个单独的区域，分别用来面诊、临床检查和临床摄影，下文将详细描述。

第一次会诊可以被分成以下几个步骤：准备阶段、面诊、直接临床检查、照片存档和最后沟通。也可以考虑后续的术前会诊。

1.1 单一房间的概念

医患沟通、直接临床检查和临床摄影的办公室应该有三个专用的空间。在经过多次尝试之后，我强烈建议在同一间办公室浓缩出三个独立的区域。图 1.1 展示了我办公室现在的会诊房间。

1.1.1 面诊区

在最初和后续的会诊过程中，面诊会占用最多的时间。应该设一张大办公桌，侧面延伸的平台上摆放电脑、打印机、植物和电话，不要太松散或太紧密。光线要充足，不要挡住视线的接触。桌子旁要有充分的空间用来留给参与此次面诊的其他同事们和患者的同伴。

围着桌子落座后，患者与医生的距离是 1.10 m（图 1.2）。在后续的会诊过程中，只

1

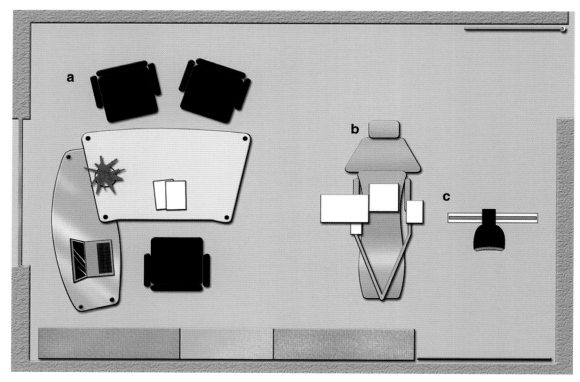

图 1.1　我办公室现在的设计，会诊房间分为三个区域：面诊区（**a**）、临床检查区（**b**）、临床摄影区（**c**）

有当医生为患者详细讲解面部摄影资料及手术设计时，医生才可以坐到患者身旁，距离约为 60 cm（图 1.3）。

1.1.2　临床检查区

临床检查区域的正中间摆放一张改良的牙科椅和两套不同的照明系统，用来做临床检查。

牙科椅应具备以下几个主要的特点：

- 椅子可以调节高度和旋转角度。当医生站立做临床检查时，可以调节椅子的高度，以使医生的眼睛能和患者的眼睛在同一高度，这样可以帮助他保持自然头位[1]（图 1.4）。

- 椅子上除基本牙科器械外，还需要有一个小平台，备放镜子、相机、尺子和其他小物件。
- 椅子上应装备一个真空抽吸管和一个压缩空气管。
- 椅子应能够调节成特殊的仰卧位。大型棚顶照明系统可以产生弥散而强烈的白光，从而避免在检查中产生阴影。另一套照明系统最好为可以调节的，能产生强烈光束，用于前鼻和口腔内部的检查。

椅子周围需要预留足够的空间，以便可以从任何角度、任何距离观察患者的面部细节。

患者坐于检查椅上时，医患之间的距离平均为 60 cm（图 1.4）。

---

[1]　参见3.1"自然头位"。

图 1.2　初次面谈和复诊沟通时，患者坐在医生对面（他们之间的距离在 1.10 m 左右）

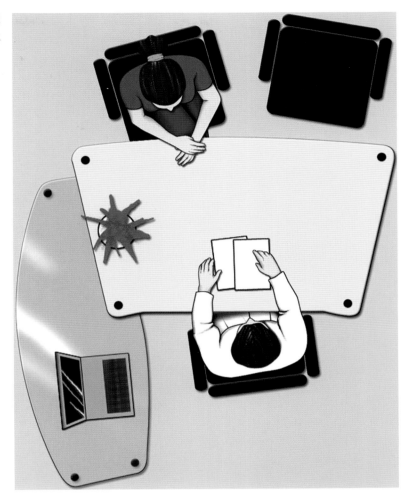

1.1.3　临床摄影区

　　临床摄影的空间比前两个空间小，可以被安排在房间的角落处，具体摄影的设备、技术和获得完整临床面部分析照片的方法将在第 2 章及第 3 章进行详细描述。

1.2　第一次会诊方法

1.2.1　第一个 10 分钟

　　与新患者接触的第一个 10 分钟是最重要的，对建立最佳的沟通渠道具有决定性作用。在这短暂的时间内将建立彼此的个人印象，日后想要改变这个印象，需要付出巨大的努力。因此，要超出患者初次会诊时的期望。

1.2.2　准备阶段

　　当我们接诊一个新患者时，我们需要提前掌握一些他的真实情况。在正式进入诊室前，我的助手会有 2 次机会接触他并询问一些基本情况。第一次是几天前的电话预约，第二次是进入诊室前的几分钟。

图 1.3 只有在讨论临床摄影和治疗计划的细节时，医生才可以坐在患者身边，减少距离至 60 cm 左右

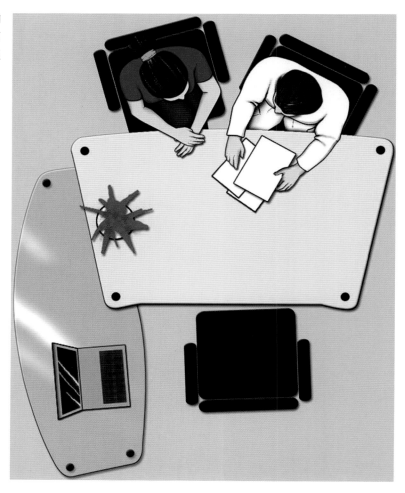

- 询问他的姓名、住址和电话号码
- 询问合适的会诊日期和时间
- 会诊的目的
- 是哪些患者、朋友或同事推荐他来做这个检查（我必须尽快回报这些人）

　　这些信息会帮助我找到更好、更直接的面诊方法并提供他想要的信息。

　　同时，患者也需要提前了解我的能力、护理和专业实力等。可以通过第一次电话沟通告知他这些信息及一些其他的信息，这个机会非常重要。

　　当护士引导患者及他的同伴进入诊室时，我正在其他工作室。我晚几秒钟走进诊室，进行相互介绍，这比起患者推开诊室门看见医生正舒服地坐在椅子上要好一些。随即我微笑着与患者握手，向他自我介绍，然后坐在他的对面。

1.2.3 面诊

　　我已经学会用提问题的方式与新患者建立起一段融洽的关系。即使我的秘书已经告诉我，下一个要求会诊的患者抱怨自己有一个大鼻子，而我正是鼻整形医生，我还是会以这样的提问开始面谈："你今天来诊的主要原因是什么呢，史密斯夫人？"

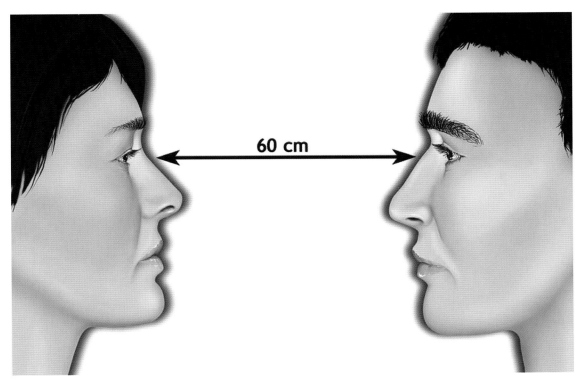

图 1.4　临床面部检查时，医生的眼睛应该和患者的眼睛在同一高度，它们之间的距离为 60 cm 左右

　　我的开放式提问主要集中在患者关心的问题上，同时，也想保持将那个方面当成焦点，以避免打断患者早期滔滔不绝一直在讲话的冲动。

　　下一步是帮助患者组织和口述个性化的优先列表，以及表达难题、需求、愿望和期望值的方法。我会亲自把患者给出的重点逐条按顺序清晰记录下来。避免将他所叙述的情况直接书写成医学术语，也不要对此时未发现的问题提建议。

　　按固定模式开始面诊，前 10 分钟我避免自己即兴演讲，这会失控和令患者不安。正如 Tardy 和 Thomas[6] 所说的，"两个陌生人开始互相评判对方：患者想是否能从医生会诊过程中得到自信，医生想是否能得到令患者满意和高兴的结果"。

　　通过面诊，我们要获取下列患者信息：一般身体情况、是否正在服用阿司匹林或其他药物、过敏史、既往治疗过程和手术史，以便为后续会诊提供详细信息，更好地进行临床检查和建立临床摄影档案。我向患者简明、清晰地解释，比如我为什么要问这些问题。在面诊过程中，对我而言，最重要的目的是对面部功能和美学进行深入的分析，作为制订个性化治疗方案的基础。

1.2.4　直接临床检查

　　即使不让患者意识到我的兴趣是他的鼻子或下巴，面部"非正式的"直接临床检查从面诊就已经开始了。同时，我也尽量避免在患者落座于检查椅之前过度关注他的面部特征。待患者坐于检查椅后，调高检查椅，将他视线的高度与我的大致平行。指导患者如何获得自然头位，同时，复习他的优先列表，进行面部特征检查。给他一面镜子，用来沟通彼此的想法和观点。

我戴上检查专用手套，继续进行直接临床检查。这是针对某些特殊的临床病例（例如，鼻整形手术患者须仔细对鼻背部、鼻尖部进行触诊，来明确鼻骨长度和鼻软骨的弹性）。每个患者都必须接受鼻腔内部和口腔内部的检查。为了消除患者的疑虑和获得患者的同意，我时刻谨记告知他我目前在做什么。

此外，最实用的咨询经验是，当患者向我诉说他认为很重要的东西时，我会克制自己不去打断他。

1.2.5　临床摄影资料存档

面诊和直接临床检查结束后，应为患者拍摄临床照片，决定是否在原基础上增加特殊视角的拍摄。第 3 章将详细介绍如何指导患者摆体位，以及一整套完整的临床摄影资料档案需要进行哪些视角的拍摄。

1.2.6　最后沟通和总结

首次会诊的最后一步是围坐于桌子旁进行沟通。在先前的阶段，我主要以倾听为主，现在，轮到我为患者讲述下一步的术前安排、治疗方案、所建议的适应证和局限性以及其他问题。

我要基本上判定这个患者是否能留在我的诊所治疗[3]，能否成为我的患者，能否马上完成这个病例完整的术前分析和个性化的方案定制，是否安排与他第二次会诊。

当处理面部美学问题时，我会谨慎地将右侧位照片放入个人电脑，显示器上醒目地展示我如何去除鼻部驼峰与下巴突出的部分。接下来快速得出最终治疗方案需要两个条件：有经验的医生和动机良好的理想患者。通常，我会给患者一些治疗的可行性信息，适当的话，还会给患者一本关于手术综述的手册带回家，预约下一次会诊讨论理想的治疗计划。

在告别之前嘱咐患者："请阅读手册及写下自己的问题，为下次会诊做好准备。"

1.3　花时间组织下一次会诊

理想情况下，1 周后安排患者的第二次会诊，以便给患者充足的时间完成所需要的术前检查（如 CT 或 X 线检查）。我不太喜欢超过 10 天时间，即使我心中已经有几个方法，等待时间过长是达不到预期目标的，因为患者可能忘记了讨论的问题，也可能会增加他的心理压力。

对每个病例而言，这个间隔的时间对我来说是必要的，可以用来整理临床照片和收集资料，以及讨论可行的治疗方案。具体步骤如下：

- 选择每个体位摄影视图中的最佳照片，优化对比度和亮度，并打印出来。同时，我也会选择右侧位视图，放大一张与真人相同比例的照片，留作复印件。
- 确认、部分修饰并丰富直接临床检查获取的信息，同时对着摄影照片进行分析。
- 必要时进行牙模制作和头影测量分析。
- 创建一份医生优先列表，回顾患者优先列表。
- 制订一个理想的、暂行的治疗方案以及一些备选方案。

医生优先列表应根据临床发现的重要性制订，而不仅是患者叙述的问题。通过这种方式，好的方面应该继续保留，比如优美、比例对称的鼻子，健康光滑的皮肤等。利用第 5～9 章中阐述的列表将很容易做到这一点。同时详见斯普林格出版社的其他材料（ extras. springer. com）。

1.4　第二次 (和后续的) 会诊方法

术前复诊与初诊相比有很大的不同，原因有二：第一，不再需要一个标准和时常刻板的流程，因为已经熟悉了他本人以及他的问题和需求，到了该制订个性化方案的时候了。第二，我之前是倾听者的身份，要转型成为患者制订出最佳治疗方案的一个新的、更主动的外科医生。

接着，在见到患者前，我回顾患者优先列表、医生优先列表、暂时拟定的治疗方案、收集到的所有资料以及患者所做的术前检查结果。我坐到患者身边，利用临床摄影照片，给患者详细展示和解释我的发现以及治疗目的。

1.5　如何加强医患沟通

良好的沟通对于构建和谐的医患关系和临床分析至关重要。你如何解释你的想法、怎样理解患者的需求将直接影响你的后续工作。沟通的基础如下：

- 和患者握手问好，在会诊时坐在他的正对面。
- 倾听，仔细倾听患者的表述，从倾听到理解。倾听不仅要求听见他本人讲话，还要听懂话语的含义。你可以通过录像的方法提高倾听的能力，记录下患者对你说话时你曲解、打断患者的次数。
- 保持眼神交流，直视患者及他的陪伴者们。
- 保持微笑和肯定的回复，比如"我明白了""好的，正确""是的"等，让患者感受到你正用心听他表述。
- 用一些可视化的工具解释治疗的有关方面。我们的记忆和回想往往与图像紧密地联系在一起。
- 用通俗、简单的例子使你要表达的想法

更加清楚明白。

- 避免用连续的悲观情绪或过度的乐观情绪去传达观点。
- 在会诊结束时一起回顾一些主要观点。重复是医生强调重点的良好方式，这不是多余的。
- 与同事合作，进一步加强会诊效果。
- 不要忘记与患者交流你工作中出色的方面和你正在履行的承诺 [1,2,5]。

1.6　亲自参与的概念

所有的患者都需要在处理自身问题时，有一个协调者或领导者。如果其他人来传达医生的评判和处理计划，会使他感到很失望。亲自参与的概念是强调在整个临床活动过程中你都要跟随患者的重要性，在信息和活动方面协调好医疗团队与办公室人员的关系。

如果你需要请教经验更丰富的同事或其他领域的专家，你应该亲自组织、参予，并积极协调会面，以强调患者的重要性，并表示对患者的支持。

参考文献

[1] Bernard S (2001) Communication in health care. In: The Health Care Communication Group (ed) Writing, speaking, and communication skill for health profes-sionals. Yale University Press, New Haven.

[2] Casella PJ (2001) Speaking for success. In: The Health Care Communication Group (ed) Writing, speaking, and communication skill for health professionals. Yale University Press, New Haven.

[3] Daniel RK (2002) Rhinoplasty. An atlas of

surgical techniques. Springer, New York.

[4] Guastamacchia C, Tosolin F (1997) Gestione della pratica professionale odontoiatrica. Masson, Milan.

[5] Rohrich RJ (2001) The market of plastic surgery. Cosmetic surgery for sale–at what price? Plast Reconstr Surg 107:1845-1847.

[6] Tardy ME, Regan Thomas J (1995) Facial aesthetic surgery. Mosby Year Book, St Louis, p 148.

第 2 章　临床面部摄影的照明技术

我们时常发现同事很恼火，因为用新款高端相机却常常拍出不尽如人意的照片。那么，临床面部摄影的问题到底在哪里？主要问题是：相机型号、光源质量、镜头、胶片[或 CCD（译者注：是电荷耦合器件 charge coupled device 的缩写，是一种半导体成像器件）]、背景板、患者位置和相机位置（支架）。此外，还包括胶片的冲洗和打印，以及图像存储等重要步骤。

通过多年的切身体会和实践，我确信影响临床摄影最重要的因素是拍摄过程中的照明系统、患者体位与相机位置。本章将讨论有关照明系统的话题。至于患者体位与相机位置的问题留待第 3 章讨论。

2.1 临床面部摄影的照明技术[1]

临床摄影是每一个专业实践活动或面部外科的重要组成部分，目的是记录和手术中使用。办公室狭小、设备经费、时间不足均不应构成患者资料不够精准的借口。

为获取高质量和一致性，有人建议使用有两个以上闪光源的专业照明系统。因此，整个房间或者房间的很大一部分都被长期占用。

在过去的 8 年时间里，我使用的是一个特殊的光源照明系统（单闪光源），它被安

---

[1]　引自参考文献[5]。

图 2.1　摄影时，患者需手拿一块四边形小反光板，置于胸前锁骨下方的位置。摄影师容易水平和垂直调整光线

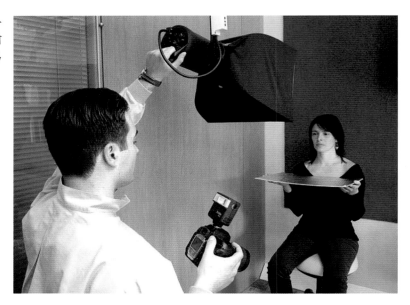

装在房间一角的天花板上，同时也用来做其他检查，效果良好。本章主要介绍单一光源设备的技术要点和使用原理。本书所用的所有临床面部摄影照片就是用这个光源系统拍摄的。

2.2　设备和技术

　　室内光源设备包括一个单光源专业闪光灯（System 300 professional compact flash，System Imaging Ltd，UK），安装在与背景板轨道平行的顶棚轨道上。轨道全长 0.95 m。闪光灯与背景板的距离固定为 1.6 m。闪光灯安装在一个伸缩臂（Friction Pantograph 3250，I. F. F.，Calenzano–Firenze）上，可以自由垂直调节。在闪光灯上安装一个 0.75 m×0.35 m 的柔光箱（75 Light Bank，System Imaging Ltd，UK），用来柔和、弥散强光。过去 5 年中我一直使用的是一个更小巧、实用的 0.4 m×0.3 m 柔光箱（Chimera Lightbanks，Boulder，Colorado，USA）。

　　闪光灯和拍摄主体的距离是固定的（1.1～1.2 m）。因此，每张照片都是以相同制式 F-16 光圈用 100 ISO 胶片拍摄。

　　保持闪光灯在一个比较高的水平位置，这样，光线可以全方位直接照射在患者身上。矩形柔光箱置于同一水平位置。

　　为了消除颏下与鼻底区域的阴影，患者需手持一块 0.35 m×0.7 m 的长方形反光板（图 2.1）。反光板水平放在胸前，锁骨下方的位置。

　　棚顶轨道要能允许单闪光源从两边到中间调节位置（图 2.1）。当患者从正位到斜位、到侧位转换时，光源可以很轻松地随之旋转。图 2.2 标示出闪光灯拍摄不同视角的最佳基本位置。一个要点是保持患者紧靠背景板，以避免闪光灯的光线照到背景板上。

　　对于常规的全脸肖像与局部特写，我使用 105 mm 微型尼克尔镜头。

　　我自己不用照相机三脚架做支撑，因为闪光灯的闪光时间和相机前后移动的聚焦时间都很短，同时三脚架也会干扰单闪光源

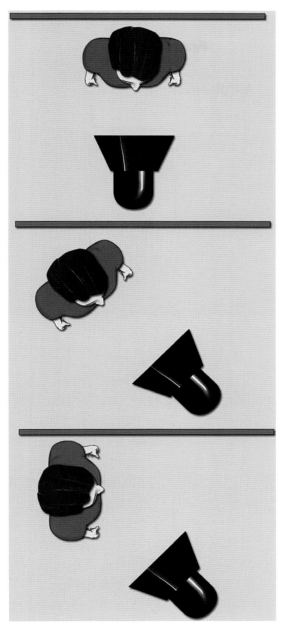

图 2.2　患者和闪光源的三个主要位置，用于拍摄不同位置的照片

为了避免使用电线直接连接单闪光源，相机上的小型反向可调节电子闪光灯可同时向主闪光灯内置附属设备输入发射信号。

用于临床摄影的空间非常狭小，如第 1 章图 1.1 所示。

棚顶轨道上的伸缩臂可以控制单闪光源的移动，当不拍摄时，可轻松地将其调整到接近棚顶的位置，或者房间左侧的墙壁上，为其他临床检查留出空间。

蓝色背景板为 0.95 m 宽、1.10 m 高，是由户外用的塑料制成。它的优点是可以反复清洗，且不会退、变色。

患者和我都坐在一个带滚轮的旋转椅上，可以很容易调整垂直位置，便于拍摄时使患者和照相机保持在同一高度。

我通常一个人完成临床拍摄，不需要助手的帮助，整个过程不超过 5 分钟。为了提高效率和节省时间，我会遵守一个特殊流程：

- 我要求患者和我一起进入摄影区，打开闪光源，指导患者如何正确使用反光板，调整患者椅子的高度，使患者紧靠蓝色背景板。

- 拿起相机，打开小闪光灯，设定标准时间 / 光圈为 1/125s-F16，调节单闪光源到最强。

- 首先拍摄正位视图，患者与单闪光源的位置如图 2.2（上）。

- 让患者头后仰至鼻底位并拍摄，此时单闪光源的位置不变。

- 指导患者摆出右斜位，注意让他紧靠背景板，此时单闪光源的位置如图 2.2（中），然后进行拍摄。

- 指导患者摆出右侧位，仍需注意让他紧靠背景板，此时单闪光源的位置保持不变，见图 2.2（下）。

- 重复后两步完成左斜位视图与左侧位视图的拍摄。随之调整患者体位与单闪光源的位置。

拍摄过程中，我协助患者放松表情，不

及患者头部的位置摆放。我几乎每个病例都会帮助患者摆体位，用手摆正他下巴的位置（图 2.3）。另外，强烈建议使用取景器网格屏幕，它可以帮助相机精确定位。

图 2.3　摆放患者的头部位置

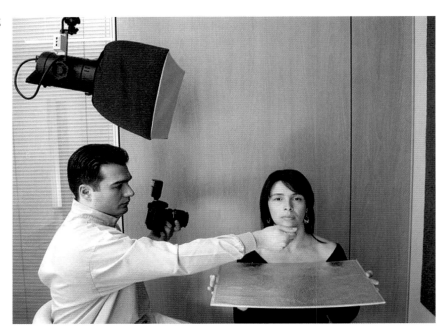

能笑。一般每个视图至少拍摄 2 张照片，减少闭眼的可能，确保之后可以选择一张较好的照片。

现在，这种照明设备也可以配备 105 mm 的微型尼克尔镜头数码相机（富士数码相机 FinePix S1 Pro）。图像的质量相当好，但是由于 CCD 的敏感区域相比传统的 35 mm 胶片有所下降，如果使用 105 mm 镜头拍摄全脸肖像时，相机和患者的距离应增加到 1.5 m。

第 3 章将展示使用上述临床摄影设备与技术拍摄的整套面部视图。

2.3　讨论

临床摄影技术及其标准化是整形外科领域的一个重要话题，文献和著作中有多次报道 [3-4,7-8,15]。颜面整形 [11-12,14] 与正畸外科 [1,6,9] 已出版的著作中都讨论和强调过临床面部摄影。一些学者，如 Ellenbogen 等 [4]、Claman 等 [1]、Sandler 和 Murray[9] 都集中讨论过照片的可重复性与标准化，却很少对照明技术给出建议。

其他学者，如 Zarem[15] 对使用相机内置单闪光源或环形光源会导致不良结果提出过警告。相机内置单闪光源会使患者及背景板上产生明显的阴影，导致许多面部细节和轮廓不幸丢失。相机前置环形闪光灯可以解决患者阴影问题，但却会产生影像扁平、失真及暗晕。

报道文献建议，为获得高质量的临床摄影图像，应该使用专业摄影室和专业照明设备。

DiBernardino 等 [3] 建议使用两点或多点闪光源，两个主要的闪光源以 45° 角面对患者，两个附加的光源以 45° 角面对背景板，这样可以消除背景板上的阴影。Daniel 等 [2] 建议临时使用头顶闪光源，用来强调头发及某些区域。

许多学者 [2,10-11,13] 调查过鼻整形患者面部摄影的照明技术。Daniel 等 [2] 和 Staffel[11]

报道过两个主要光源的不同位置对鼻尖影响的观察结果。两篇文章都指出光源位置的任何变化都会产生不同的反射类型。只需将光源向外侧移动一点，增加入射角，就会使鼻尖更显突出；然而，光源位置不对称造成鼻尖不对称，就有可能被误认为是真正的解剖结构不对称。甚至在专业的摄影室拍摄，使用固定的闪光源，将相机安装在三脚架上，患者位置的变化问题仍然存在。

就这个问题，Jack Sheen[10] 指出："毫无疑问，摄影图像是可以被操控的，而最简单有效的操控方法就是调整灯光。"

Meredith[6] 指出在他的错误摄影技术列表中，患者太靠近背景板是导致摄影结果不完美的原因之一。他的处理方案是患者头部与背景板间的距离至少为 0.75 m 才可以防止阴影产生。

2.3.1 点、线和面

一般来说，曝光不足（太黑）或者曝光过度（太白）都会使照片模糊。在临床面部摄影图像中，阴影区（曝光不足的区域）可以被分成三个亚型：点、线和面。前两个亚型有积极意义，因为它们强调了面部的某些特征（例如凹陷瘢痕或沟）；后一个亚型则有消极意义，因为它隐藏了面部某些特征（如颏颈角的界限）。

同样，反射区（曝光过度的区域）也可以被分成点、线和面三个亚型。前两个亚型有积极意义，因为它们强调了面部的某些特征（如突出的鼻尖或突出的颧弓）；后一个亚型也有消极意义，因为它取消了面部的其他特征。

发展照明技术的主要目的是获得经常带有点和线的清晰图像。

2.3.2 "自然"选择

太阳是主要的自然光源，但对于临床摄影而言，它有一个缺点：尽管它的照射范围很大，但它与患者的距离太远，和点光源类似，当天气晴朗时会产生明显的阴影。同一光源的两束对称光线远距离照射患者时，一条光线纠正了另一条光线所产生的阴影，因此会产生不自然的照明现象。对于临床应用而言，最好的自然条件是多云且明亮的天气，太阳光线因为云层弥散而失去对照，患者身上的软阴影直接反映了光线的方向。在这种情况下，观察者很容易观察到光线照在脸上产生的自然造型效果。如果是两束对称的光线，人眼的瞳孔闪光反射只能显示出使用的光线类型，换言之，如果观察者知道光线的方向，通过观察图像的软阴影可以加强对图像的理解。

2.3.3 使用两点或多点光源的问题

以我个人经验来看，使用两个或多个闪光灯是不必要的，而且只能起反作用。多重光源照明系统的缺点是：

- 增加成本（几乎增加 1 倍）。
- 占用更多的空间。
- 技术更复杂（增加更多需要调节的参数）。
- 由于其他光源的存在，单一光源的作用很难评价。

在单光源照明系统中，光线的方向很容易从一个视图调整到另一个视图，因为操作者可以用泛光照明直接控制面部的阴影和反射。患者所持的反光板在变换方位时不需要任何调节（保持最少变量）。

2.3.4 避免假性面部不对称

确定或排除面部不对称的主要视图是正位、伸直位和鼻底位。鉴于这个原因，在拍摄特殊位置影像时，两侧照明产生的任何差异都会导致最终错误的结论。所以，在任何照明系统中，两个主要的闪光源、两个光源的输出强度、柔光箱的尺寸、照射的方向、光源与患者的距离、入射角和三脚架的高度必须是完全相同的。换言之，左右两侧光源的 6 个变量参数必须完全一致。任何偏差都会导致假性的不对称，或被认为是真的不对称。

采用我的照明方法，在正位、侧位、底位视图中很容易获得对称的影像。只需要在患者正对面稍高处安置单闪光源，让患者将反光板平放于胸前，紧靠锁骨下。对每个病例，相机必须完美地放在患者前方的位置。

2.3.5 柔光箱尺寸的重要性

柔光箱的尺寸影响着最终摄影图像的质量和使用的难易程度。大尺寸的柔光箱（0.75 m×0.35 m）会产生更柔和的光线，因为宽广的单色光谱使患者的定位更容易。相反，小柔光箱（0.30 m×0.40 m）会产生硬光，增强了皮肤质地，想获得患者的理想定位比较困难。这是由于单色光谱的覆盖面积小，使得不希望的阴影出现的可能性增加。

在照射强度和照射距离相同的情况下，小柔光箱可以提供更强的光线，因此能够照射深部区域（主体在焦距范围内）。

2.3.6 避免背景板阴影

Meredith[6] 指出为了避免背景板产生阴影，患者头部与背景板的距离至少为 0.75 m，这个理论是错误的，原因是使用了差劲的照明技术。如果光源和患者的距离太远，即使

使用大柔光箱或伞来弥散光线，仍会在背景板上产生明显的阴影。

总之，避免背景板阴影的关键在于：
- 使闪光灯靠近患者与背景板。
- 使用 0.30 m×0.40 m 或更大尺寸的柔光箱弥散光线。
- 在面部下方放置反光板。

2.3.7 安装棚顶设备的优点

安装棚顶设备的优点是显而易见的。地板可以完全用来放置电缆、三脚架、支架和其他物品。伸缩臂和轨道系统可以使单闪光源在水平和垂直方向上随意移动，同时保持与背景板和患者间的距离相对固定。患者可以很容易地进入拍摄场地。拍摄结束后也可以在短短几秒钟内将摄影设备推向一边，以便腾出空间进行其他检查。

2.3.8 多重摄影的 7 条规定

1. 为每个新患者建立多重摄影资料档案，无论他以后是否进行治疗。
2. 每个视图进行多重摄影，这样可以确保即使患者眨眼，也可以从足够多的照片中挑选出最好的。
3. 多重摄影可以保证以后有更好的选择。
4. 完成严格的整套标准视图拍摄后，如果愿意，以个性化的方法随意地进行多重摄影，记录患者的面部特征。
5. 用皮肤标记笔标明特殊的畸形和病变，并从不同角度进行多重摄影以避免产生阴影区和反射区。
6. 进行全面部斜位和底位拍摄时，使用多重摄影，记录头部位置变化时的连续影像。
7. 如今，使用数码相机多重拍摄的额外成本很低（拍摄 1 张与 100 张的成本几乎相同）。每日练习摄影资料档案的制作方法

并应用以上 7条规定也可以提高摄影技术。临床面部摄影技术是一整套严密的程序，需要一个操作规程来保证图像的清晰度和一致性。但是，遗憾的是，它在一定程度上也是一门艺术。

参考文献

[1] Claman L, Paqtton D, Rashid R (1990) Standardized portrait photography for dental patients. Am J Orthod Dentofacial Orthop 98:197.

[2] Daniel RK, Hodgson J, Lambros VS (1990) Rhinoplasty: the light refl exes. Plast Reconstr Surg 85:859.

[3] DiBernardino BE, Adams RL, Krause J, Fiorillo MA, Gheradini G (1998) Photographic standards in plastic surgery. Plast Reconstr Surg 102:559.

[4] Ellenbogen R, Jankauskas S, Collini FJ (1990) Achieving standardized photographs in aesthetic sur-gery. Plast Reconstr Surg 86:955.

[5] Meneghini F (2001) Clinical facial photography in a small offi ce: lighting equipment and technique. Aesthetic Plast Surg 25:299-306.

[6] Meredith G (1997) Facial photography for the orth-odontic offi ce. Am J Orthod Dentofacial Orthop 111:463.

[7] Morello DC, Converse JM, Allen D (1977) Making uniform photographic records in plastic surgery. Plast Reconstr Surg 59:366.

[8] Nelson GD, Krause JL (eds) (1988) Clinical photog-raphy in plastic surgery. Little, Brown and Company, Boston/Toronto.

[9] Sandler J, Murray A (1997) Clinical photography in orthodontics. J Clin Orthod 31:729.

[10] Sheen JH (1990) Discussion to: Daniel RK, Hodgson J, Lambros VS. Rhinoplasty: the light refl exes. Plast Reconstr Surg 85:867.

[11] Staffel JG (1997) Photo documentation in rhinoplasty. Facial Plast Surg 13:317.

[12] Tardy ME Jr, Thomas JR (1995) Facial aesthetic sur-gery, 1st edn, Year book. Mosby, St. Louis, pp 94-123.

[13] Tebbetts JB (1998) Photography and computer-assisted imaging in rhinoplasty – appendix B. In: Primary rhinoplasty. A new approach to the logic and the techniques. Mosby, St. Louis, p 581.

[14] Thomas JR, Tardy ME Jr, Prezekop H (1980) Uniform photographic documentation in facial plastic surgery. Otolaryngol Clin North Am 13:367.

[15] Zarem HA (1984) Standard of photography. Plast Reconstr Surg 74:137.

第 3 章 临床面部摄影视图

本章中的图片选自 F. Meneghini 在 2003 年 5 月发表于《科学海报》的"临床面部摄影视图"。

为患者建立摄影资料档案应具备以下几个重要的特征：完整性、标准化和高质量。所有的外科医生在处理面部美学问题时，都需要利用这些影像资料来进行面部分析、与患者交流和设计治疗方案。作为一个术中的工具，在早期、晚期随访，自教自学，法医学中都具有重要作用。

前面章节描述的是本人获取标准化与高质量图像的面部用光技术。本章介绍如何进行患者头部定位，以及应该拍摄的完整摄影视图资料。

3.1 自然头位

自然头位（natural head position，NHP）是标准化的、可重复的头部定位，即水平目视远处时的头部位置。大部分临床摄影及直接临床检查都需要自然头位。此外，对患者进行头影测量也需要自然头位。获得自然头位最简单的方法是指导患者水平目视前方墙面上与视平线等高的一个点[4]。

有时检查者获得的头部定位不太自然，这时，可以让患者稍低头或仰头后，水平目视正前方的点，我们发现最终获得的空间定位与最初的相似。

自然头位在临床面部分析中起到了至关重要的作用，一是因为它的可重复性，二是因为它很容易获得。与此相对的是用法兰克福（Frankfort）平面和其他基于内部骨性结构来定位的头部平面都不太自然，而且临床上获得这些平面也很困难。

3.2 如何获取与真人相同比例的影像图像

术前病例分析经常需要根据真人大小的照片进行软组织头影测量分析。如 Bahman Guyuron[3] 所言，我拍摄时，在患者面部旁边放一个白色不透明的尺子，注意两者聚焦良好，保证放大后图像的精确度。如果采取传统胶片，图像必须打印得和真人一样大，才可以获得与真人 1∶1 大小的图像。我现在使用数码相机，则可以通过以下几个快捷、简单的步骤完成：

- 把拍摄好的图像传入个人电脑。
- 用 Adobe Photoshop 软件调整图像的对比度和亮度。
- 以 JPEG 格式保存图像。
- 在 Microsoft Word 中放大或缩小图像至与真人比例相同。
- 输入各项数据、患者姓名，以及其他临床检查结果。
- 用 A4 纸（210 mm×297 mm）打印出来，图像周围留出的空白用于书写将来的临床记录。

3.3 "临床面部摄影视图"海报

我能够制作海报得益于我所积累的数千个病例资料，以及在 Padua 大学做过多年颌面外科研究生课程教学所取得的经验。我用它给患者做介绍，指导年轻同事进行临床面部分析。海报的实际宽度为 0.7 m，高度为 0.5 m。可打印实际尺寸大小的电子副本以供使用，参见 Springer Extra Materials（extras.springer.com）第 1 部分 [1]。

背景是一个大型的、展开的左手掌图形。手掌中展示了所有患者初期检查及后续术后回访的 11 种基本视图，与治疗计划独立开来。拇指上可以看到在前面的基本视图基础上，增加的 5 种观察鼻部特点的视图；示指上增加了 5 种正颌/正畸的视图；中指上有 7 种关于眼眶和眼睑特征的视图；环指上有 3 种耳部特征的视图。因此，海报上总共有 31 种基本视图，其中只有 4 种不是自然头位。

较小的一段 35 mm 胶片放在小手指上，提示针对特殊临床病例拍摄其他体位摄影图像的必要性。

我建议将海报悬挂在检查室，靠近临床摄影背景板的位置。用这个可视工具的目的是：

- 第一，在第一次会诊时，作为一个媒介，可以强化医生的技能。
- 第二，帮助患者理解建立整套临床摄影图像资料的必要性，并配合之后的拍摄活动。
- 第三，协助医生用严密的方法和程序记录资料，不会遗漏某个视图或者犯技术错误。

3.4 整套临床面部摄影图像的拍摄（分步描述）

3.4.1 陪伴患者进入拍摄区

整套临床面部视图的理想拍摄时间是在

1　参见 Springer Extra Materials（extras.springer.com）第 1 部分。

新患者第一次会诊时，这些在第 1 章中已经详细描述过。要求患者坐在转椅上进行拍摄之前，我先用海报为患者讲解一些基本和特殊的视图，并强调这样一件事：为了避免眨眼等问题，每个视图我都会拍摄 2 ~ 3 张照片。讲解结束后，我们在拍摄区面对面坐好，指导患者摆出自然头位，进行 11 种基本视图的拍摄。

3.4.2　11 种基本视图

这一系列视图是基本的，每个患者都应拍摄。本书中所有的视图都是这样拍摄的：患者和相机的固定距离是 1.5 m，数码相机（富士数码相机 FinePix S1 Pro）配置 105 mm 微型尼克尔镜头。注意保持相机和患者处于同一高度[5]。

首先拍摄全面部正位视图（图 3.1）2 ~ 3 张。让患者看镜头，镜头完全正对患者。通常，我不急于拍摄下一个位置的视图，而是查看数码相机上刚拍完的照片，检查曝光情况、有无阴影、患者的体位和是否眨眼。拍摄好全面部正位视图非常重要，因为许多参数在剩下的操作中是不变的。

其次是拍摄全面部底位视图（图 3.2）。连续拍摄 2 ~ 3 张仰头角度不同的底位视图，因为在后续的随访中，很难复制同样的非自然头位的体位。

大角度的仰伸位视图（图 3.2b）对鼻底部、颧弓形状与对称度、下颌骨下缘的分析是最理想的。注意与小角度的仰伸位视图相比，鼻背部轮廓完全被鼻底部遮挡（图 3.2a）。

下一步，我让患者恢复自然头位，旋转座椅，拍摄 3 张全面部右斜位视图（图 3.3）。为了获得更准确的头部定位，在患者对面的墙上，我用点或小物体做标记，让它们与患者视线在同一水平上。拍摄时，让他直视这些标记点或者小物体。闪光灯定向完成后，我开始拍摄。左右移动相机来获得从正位到

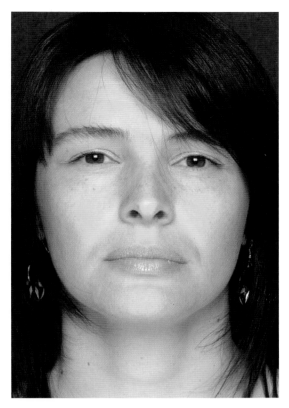

图 3.1　全面部正位视图

角度逐渐增大的斜位视图（为了达到更好的效果，我建议移动相机而不是患者的头部）。

这 3 张右斜位视图是为了获得更多的资料，以便进一步分析，同时也考虑到将来很难复制相同的头部定位。此外，对于斜位视图，在头部旋转时，每个细小的差别都会被隐藏或强化某些面部细节，例如研究鼻背轮廓线的最佳视图与研究颧弓突出度的最佳视图有很大区别。

下一步，拍摄全面部右侧位视图（图 3.4）。小心地把相机准确对准患者的垂直方向。为了做到这一点，取景时，我轻微地左右移动相机，直到对准眉毛。

接下来，利用相同的技术，照明系统和患者位于相反方向，拍摄全面部左斜位视图

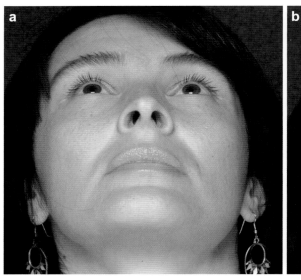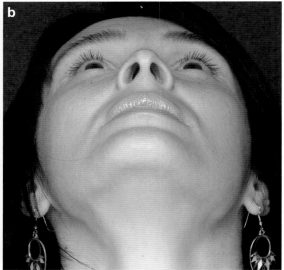

图 3.2　小角度（a）和大角度（b）全面部底位视图

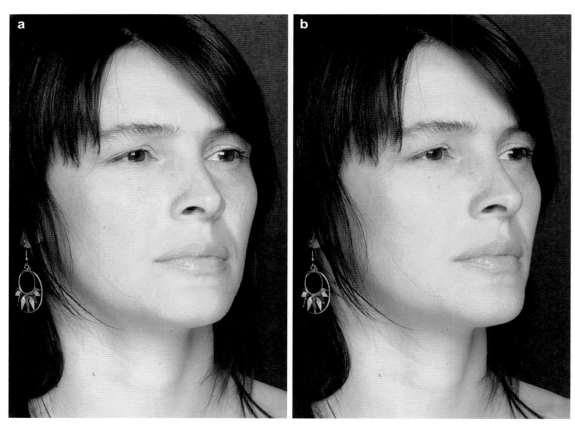

图 3.3　全面部右斜位视图（a、b）

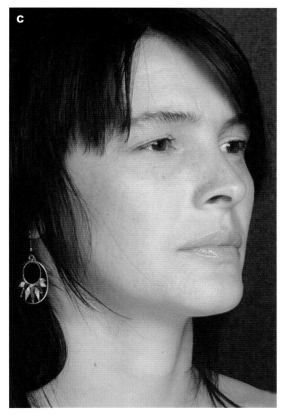

图 3.3（续）　全面部右斜位视图（c）

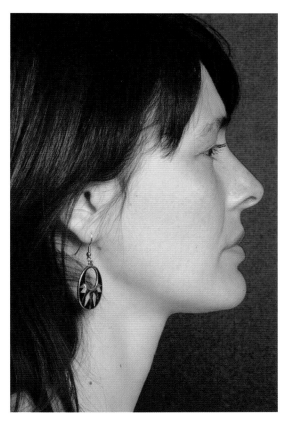

图 3.4　全面部侧位视图

（图 3.5）和左侧位视图（图 3.6）。

3.4.3　5 种鼻部视图

　　对鼻整形患者，如果需要进一步进行鼻部分析，则需要拍摄 5 种鼻部视图。让患者面对医生坐下，向下低头，看着反光板。面下位视图（图 3.7）的最佳体位是患者的鼻背部与地面垂直。临床上，这种视图对于观察鼻背部的对称度或外部畸形很重要。

　　接下来的两种鼻部视图都是近景拍摄，要求相机距患者的距离小于 1.5 m，同时在取景框内放置尺子，以保证在后续的面部分析和手术方案设计时，可以用 1∶1 的比例

打印出来。带尺鼻底部视图（图 3.8）用大角度头后仰体位进行拍摄，和图 3.2b 的体位类似，要求鼻背轮廓完全被鼻底部遮挡。带尺鼻右侧位视图（图 3.9）用自然头位拍摄。最后两种视图是降鼻中隔肌活动侧位视图，用于分析微笑时降鼻中隔肌对鼻尖的作用效果。它们是对患者在自然头位状态下，进行连续快速拍摄的右侧位视图（图 3.10）。降鼻中隔肌活动侧位视图对研究上唇的活动范围也很重要。

3.4.4　5 种正颌／正畸视图

　　对于牙颌面畸形或牙齿咬合不正的患

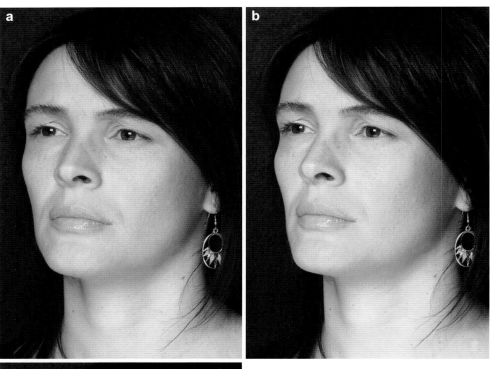

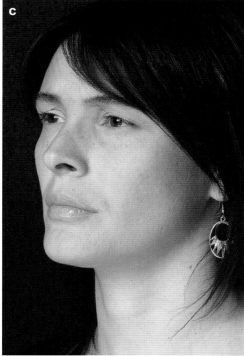

图 3.5　全面部斜位视图（**a~c**）

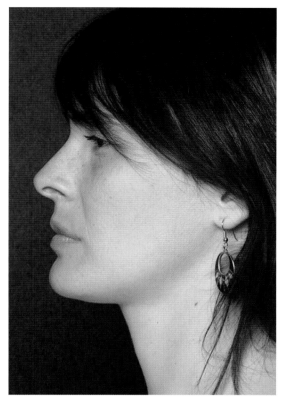

图 3.6　全面部左侧位视图

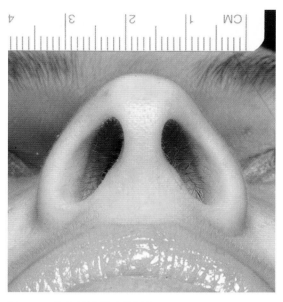

图 3.8　鼻底部视图（带尺）

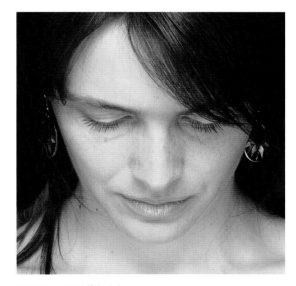

图 3.7　面下位视图

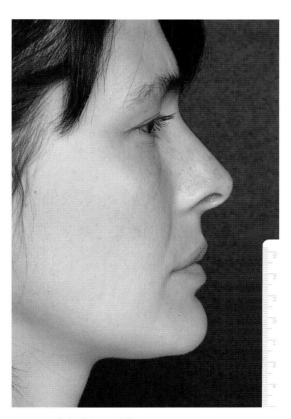

图 3.9　鼻侧位视图（带尺）

者，需要额外拍摄 5 种正颌 / 正畸视图与 3 种口内视图（正位、右斜位、左斜位）。前 5 种视图都是用自然头位拍摄。

首先拍摄全面部侧位微笑视图，用于研究中切牙垂直向与前后向及面部其他部位的关系（图 3.11）。有时，上颌畸形的患者在微笑时几乎不会暴露上切牙，或是暴露面积严重减少。针对这样的病例，我也赞同在休息（非正中咬合）状态下进行包含下颌骨的侧位 X 线头影测量，来进一步研究上唇与上切牙之间的关系。

其次拍摄全面部正位微笑视图（图 3.12）。这种姿势性微笑亦称社交性微笑，是随意的、自然的、静态的微笑，具有公认的可重复性。相反，非姿势性微笑亦称愉悦性微笑，是本能的，由大笑或非常愉悦所引起（第 8 章将详细描述姿势性微笑）[1-2]。

再次拍摄带口腔牵开器的全面部正位视图（图 3.13）。保证两侧口腔透明塑料牵开器放置水平、对称是很重要的。一个有趣的方法是做标记，可以用蓝色皮肤标记笔标记一些面部正中点，如眉间、鼻尖、颏尖等。这个特殊视图主要用于强调面部和牙齿的非对称度。

这个系列的第四和第五幅视图是带尺静态唇部近景视图（图 3.14）与带尺微笑状唇部近景视图（图 3.15）。这些视图是位于患者正前方快速连续拍摄的，对微笑分析非常有用。

3.4.5 7 种眼部视图

眼部的 7 种视图不仅可用于分析眼球及眼睑，对眉毛、颧弓、眶下、鼻旁等区域同样重要。所有视图都采用自然头位近景拍摄，包括 5 个正位、1 个右斜位和 1 个左斜位。正位视图为快速连续拍摄，注意保持患者头部位置不变，相机位置固定。第一张拍摄眼平视视图（图 3.16）；然后，保持患者

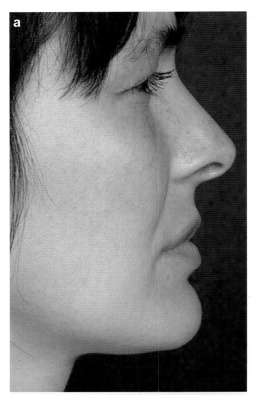

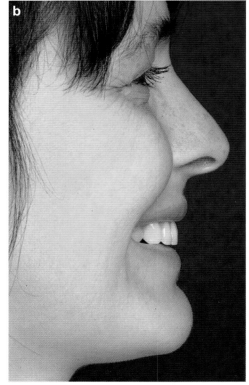

图 3.10　降鼻中隔肌活动侧位视图（ a、b ）

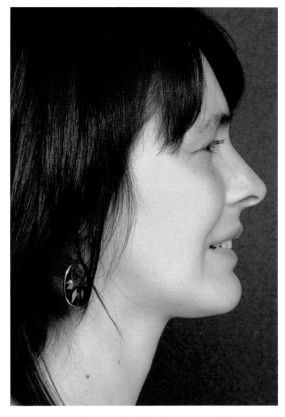

图 3.11 （左侧）全面部侧位视图——微笑相

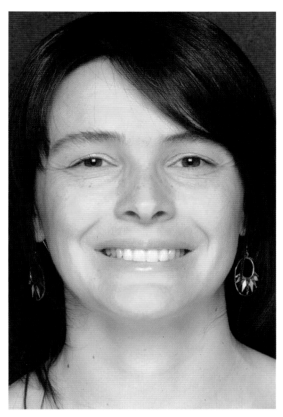

图 3.12 （右侧）全面部正位视图——微笑相

头部与相机位置不变，要求患者向上凝视，拍摄眼上视视图（图 3.17）；之后向下凝视，拍摄眼下视视图（图 3.18）。

仍然是正位视图，剩下两个分别是自然闭眼视图（图 3.19）与强迫闭眼视图（图 3.20）。

眼右斜位视图（图 3.21）与眼左斜位视图（图 3.22）需要同时调整患者头部位置和闪光源位置后进行拍摄。

3.4.6 4 种耳部视图

拍摄耳部临床摄影图像时，需要用 2~3 枚发夹将头发精细、对称地整理。拍摄耳部正位视图（图 3.23）和耳部后位视图（图 3.24）时，相机需和患者保持垂直，以此来精确评价两耳的对称度。接下来，拍摄右耳近景视图（图 3.25）与左耳近景视图，注意保持患者和相机间的距离相同，以便用作对比。

为了进一步记录耳部形态学和实际尺寸，耳部后位视图和两个近景视图可以在拍摄时于患者耳边放置格尺。

3.5 最终整体评价

拍摄一整套高品质的临床面部摄影图像不是一项简单的工作，我强烈建议读者可以以本章讨论的视图作为模板，拍摄朋友或者

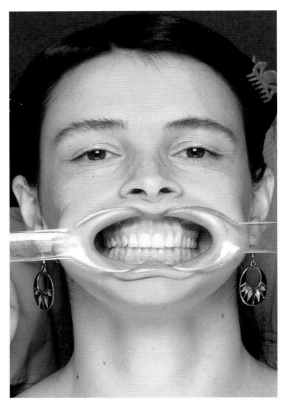

图 3.13 （左侧）全面部正位视图——口腔牵开相

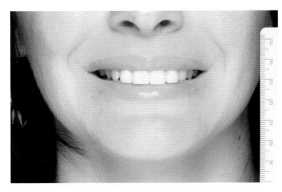

图 3.15 唇部近景视图——微笑状带尺相

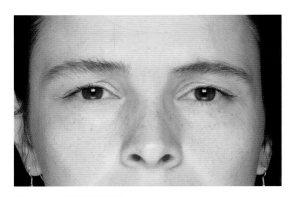

图 3.16 眼平视视图

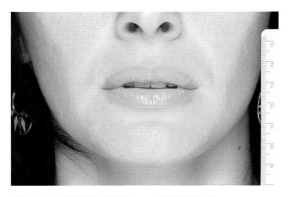

图 3.14 唇部近景视图——静态带尺相

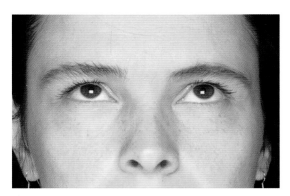

图 3.17 眼上视视图

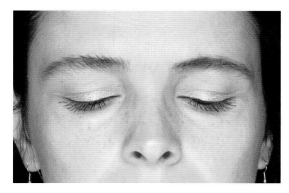

图 3.18　眼下视视图

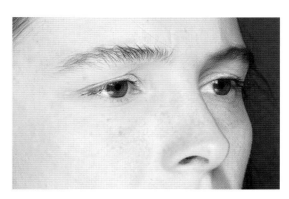

图 3.21　强迫闭眼右斜位视图

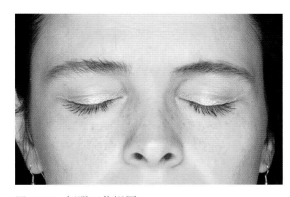

图 3.19　闭眼正位视图

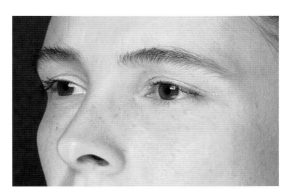

图 3.22　强迫闭眼左斜位视图

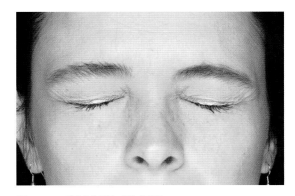

图 3.20　强迫闭眼正位视图

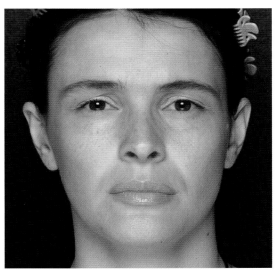

图 3.23　耳部正位视图

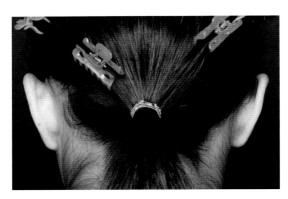

图 3.24　耳部后位视图

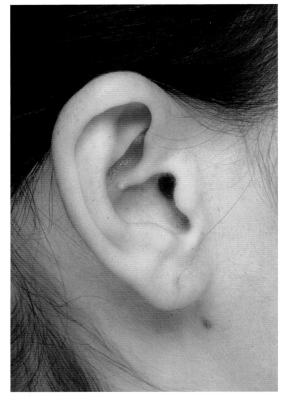

图 3.25　右耳近景视图

同事的照片（详见第 14 章练习 2 ）。所得结果可以参考下列参数分别进行分析：

- 患者的体位。这方面的影响因素有：患者的合作程度、与其在面部摄影方面的有效沟通。在患者坐下前和拍摄时，应反复解释如何摆出自然头位。
- 曝光程度。如果摄影图像太亮或者太暗，应调节光圈大小、光源强度，使之标准化，以备将来使用。
- 取景。相机和患者间的距离取决于镜头的焦距和胶片或 CCD 的敏感性。此外，你应该将这些参数标准化，使取景时可以获得重复的结果。
- 视点。相机和患者要处于同一水平。当你练习的时候，可以叫第三个人帮助你保持相机和患者处于同一水平。
- 阴影。正确照明是影响临床摄影的技术难点。不对称的阴影可以"制造"面部不对称的假象。光源的质量是基础，把成本花费在照明系统上比花费在高科技相机上更有意义。

　　我深刻体会到，经过多年勤奋地记录患者的数据、修订收集到的资料，我的摄影技术仍在不断提高。

参考文献

[1] Ackerman JL, Ackerman MB, Brensinger CM, Landis JR (1998) A morphometric analysis of the posed smile. Clin Ortho Res 1:2-11.

[2] Ackerman MB, Ackerman JL (2002) Smile analysis and design in the digital era. J Clin Orthod 36:221-236.

[3] Guyuron B (1988) Precision rhinoplasty. 1. The role of life-size photographs and soft-tissue cephalometric analysis. Plast Reconstr Surg 81:489-499.

[4] Jacobson A (1995) Radiographic cephalometry. From basics to videoimaging. Quintessence Publishing, Chicago.

[5] Meneghini F (2001) Clinical facial photography in a small offi ce: lighting equipment and technique. Aesthetic Plast Surg 25:299-306.

第 4 章　面部关注点

本章讨论与临床面部分析相关的面部标志。我建议在评判面部比例与美学问题时，避免利用内部"不可见的"参考点、线和面。许多头影测量分析中用到的前颅底斜坡、垂体窝中心点以及其他"不可见的"参考点，在临床决策时仅仅起到了很小的作用。所以，更重要的、需要强调的是描述面部可见的点、线和区域，以及位于皮下起支撑作用的组织。

本章介绍的主题是观察者（不一定是专业人员）如何识别和研究面部标志点。

4.1 眼球运动和视觉

研究眼球运动在视觉感知过程中所提供的信息，涉及记忆中物体的内在表达本质[3]。

眼球运动必要性的生理学原因为：视觉信息是通过中央凹（视网膜上具有高密度光感受器的中央区域）获得的，因此，眼球必须通过运动来提供被关注到的物体的信息。当视网膜的视觉冲动投射到大脑视觉皮质的时候，中央凹区域的信号强度会被放大，边缘区域的信号会被减小。大约 1 s 内，眼睛可以固定 2 ~ 3 个视觉关注点（regions of interest，ROIs），也被称为固定标志点。从一个视觉关注点移动到另一个视觉关注点的快速眼球运动只需要很短的时间[3-4]。

从 Albert Yarbus 的工作中我们得知这些知识，他是俄罗斯 20 世纪 50 至 60 年代一位活跃的心理学家。他发明了第一个能够追踪人们看照片时眼睛焦点的仪器[1,5]。

当人们在观察一幅简单的图像时，在眼睛固定的瞬间，视觉关注点与图像的角度一致。其他研究比之前的固定标志点增加了最大曲率点，即所谓不寻常的细节和易变的轮廓[2,4]。

掌握这些自动选择的视觉关注点有利于临床面部分析，原因如下：

- 帮助我们区分在视觉活动中哪些信息是被捕捉到的，哪些不是。
- 提供一些更重要的面部标志点。
- 允许利用一些在之前的面部分析中未使用过的面部标志点，它们是在直接临床检查与临床摄影过程中没标注过的视觉关注点。
- 允许利用视觉关注点为每个临床病例建立一套连续的、个性化的、独特的分析方法。
- 避免在单个病例的治疗过程中直接套用"正常模板"或"标准值"。
- 帮助医生和患者在分析临床摄影图像时发现和讨论面部美学。视觉关注点同时适用于普通大众和专业人员。
- 在制订治疗方案和评估检查结果时，对于减少抽象形式的分析很重要，如头影测量分析。

4.2　从关注区域到面部关注点

人的面部不是一个简单图像，而是像Alfred Yarbus[5]研究眼球运动时所叙述的那样，是不同的多重视图，并可以分解成单个视图。第3章中已经分步讲解了单个视图。回顾所有的视图，我们可以发现，部分面部的点和线在某些视图中很突出，而在某些视图中被完全遮挡。这个简单的观察证明了单独的传统正位和侧位视图的局限性，更需要

多重视图。

视觉感知过程中眼球运动的研究，为直接临床分析和摄影临床分析提供了一个新的途径。所获得的报告经验，有助于我们识别类似Lawrence Stark面部视觉关注点的某些东西[3,4]。利用视觉关注点原则识别一个点，有三种基本方法：

- 寻找特定角度。唇结合处、内眦角、外眦角都是面部角度关注点（图4.1）。
- 识别曲线上的最大曲率点。面部关注点可分成两个亚群，即最凹群和最凸群。在侧位视图中，鼻根和唇颏沟是最凹的面部关注点；相反，鼻尖和上下唇缘点是最凸的面部关注点（图4.1）。
- 寻找一个不确定的曲线或轮廓。当一个曲线或轮廓频繁、无规律地变化时，即称为不确定的。从视觉观点来看，其中含有大量的信息。当凹面变成了凸面，即成为一个不确定的点。鼻下点与颏下点称为一组凹面／凸面面部关注点（图4.1）。

当两个或更多的面部关注点在空间上相互靠近时，如眼周和口周，对观察者的相对影响就会增大。

在图4.2～4.5所展示的例子中，利用微笑时正位、侧位、斜位、鼻基底位的视图分析，一些传统的参照点和面部关注点几乎一致；然而，情况不总是这样，尤其是非侧位视图的时候。

4.3　面部畸形和衰老的不同视觉分析方法

在一些面部畸形或衰老的病例中，我们的视觉感知发生了什么变化？我认为视觉现象有以下几点变化：

- 出现一个或多个与原本不同的面部关注点，例如歪鼻患者中出现鼻背线的中断

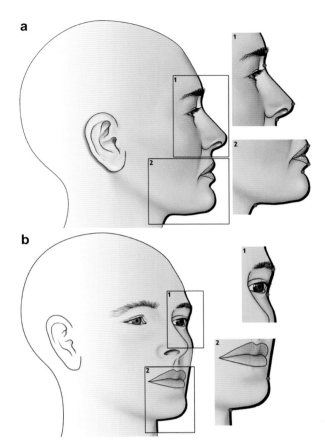

图 4.1 侧位（a）和斜位（b）视图中面部角度关注点、最大凹度和最大凸度面部关注点，以及凹度 / 凸度面部关注点示例

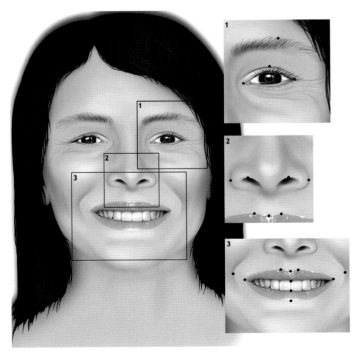

图 4.2 示例：在微笑正位视图中识别面部关注点

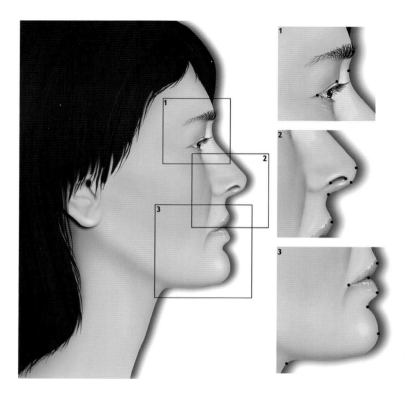

图 4.3 示例：在侧位视图中识别面部关注点

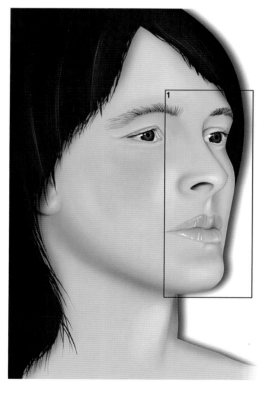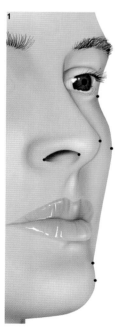

图 4.4 示例：在斜位视图中识别面部关注点

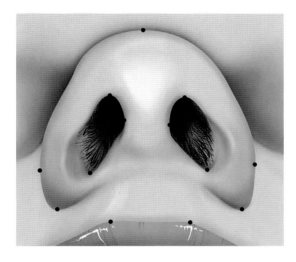

图 4.5 示例：在鼻底位视图中识别面部关注点

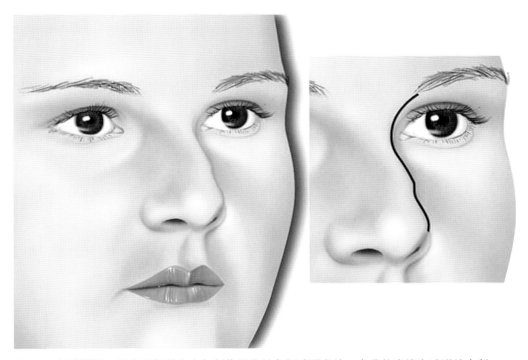

图 4.6 斜位视图。两个面部关注点与创伤继发的鼻部畸形有关，鼻背轮廓线在畸形处中断

（图 4.6 ）。

- 出现新的面部关注点。它可能出现在老化的面部，由于面部软组织下垂导致出现一个新的弯曲的皮肤线，如图 4.7 所示的关于"下颌"的案例。

- 缺少正常的令人愉悦的面部关注点。例如缺少鼻根部的凹面，即所谓的希腊鼻的侧面轮廓（图 4.8 ）。

- 面部关注点的特征改变。例如，深覆殆牙颌面畸形病例的颏 - 唇侧貌，平滑的

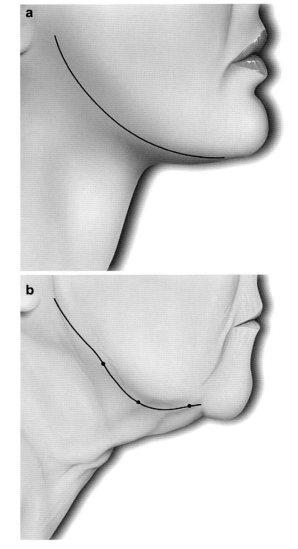

图 4.7　侧位视图。出现了与老化过程有关的新的面部关注点。（a）年轻姑娘连续的下颌线；（b）65岁妇人由于软组织下垂在下颌线上出现了凸起

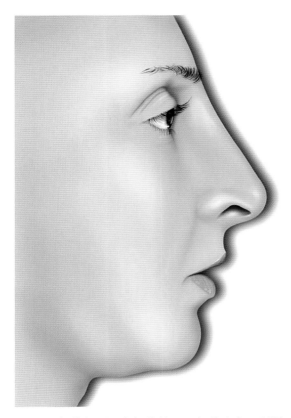

图 4.8　侧位视图。鼻侧位缺少面部关注点。所谓的希腊鼻，即在正位和侧位视图中，鼻根没有被凹面分开

曲线变为一条深沟；相反，Ⅲ类骨性开殆患者则是一条平沟（图 4.9）。

- 面部关注点的位置改变。例如鼻根点下移使得鼻子显得很短（图 4.10）。

识别和研究面部关注点对于面部临床分析非常有用，并且可用于指导治疗方案的制订和术后随访。

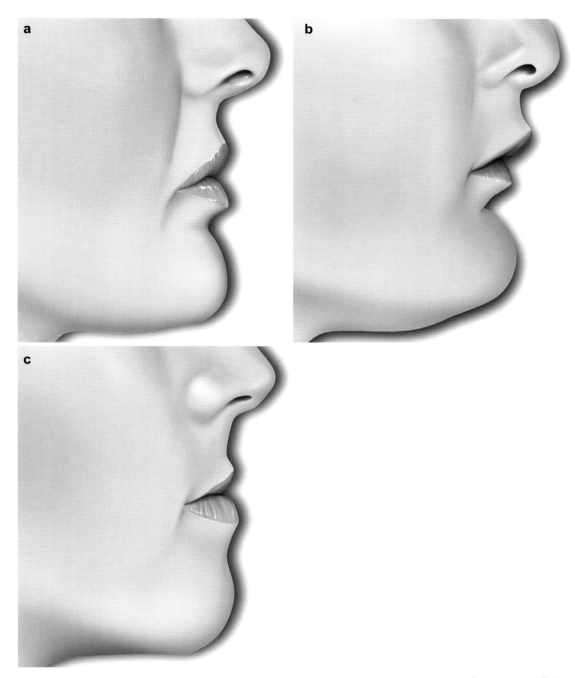

图 4.9　侧位视图。面部关注点的形状改变。（ a ）在平衡的面部，令人愉悦的唇 - 颏轮廓呈现柔和的曲线；（ b ）在深覆𬌗牙颌面畸形病例呈现一条深沟；（ c ）在开𬌗病例呈现一条平沟

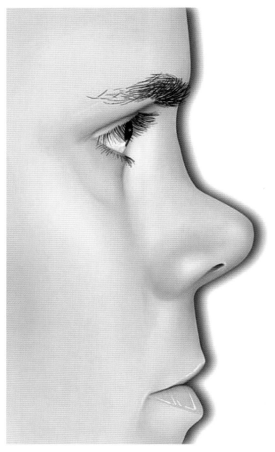

图 4.10　侧位视图。面部关注点的位置改变。下移的鼻根点使鼻子显得很短

4.4 增加面部关注点辅助线

对某些面部关注点增加辅助线可以提升它的分析价值。加辅助线的方法有如下几种：

- 在自然头位拍摄的照片中，可以经过面部关注点做垂直线或平行线。如图 4.11a 所示，经过鼻下点做垂直线和平行线来判断鼻小柱 - 上唇轮廓。
- 在正位视图和底位视图中，两侧对称的面部关注点的连线可以用来评判面部区域的对称度（图 4.11b）。
- 在所有病例中，经过两个面部关注点的连线可以用来强调某个面部的特征或者面部畸形（图 4.11c）。

4.5 临床面部分析的错觉

在观察点和区域间的固定距离时，不同观察者对它长短的评估不同，同时也取决于其他面部特征的形状和体积。典型的例子是，在正位视图中，两内眦间的可测距离不

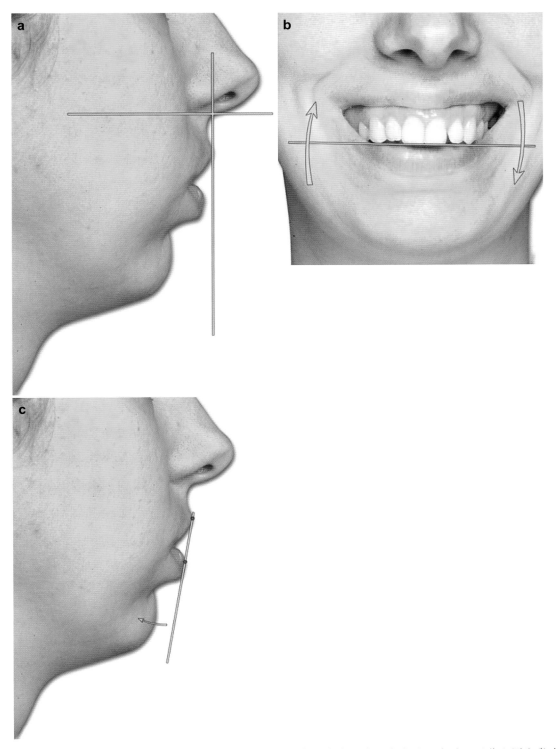

图 4.11　（a）在自然头位侧面视图中，一条水平线和一条垂直线经鼻下点穿过，有助于区分上唇和鼻小柱的相对倾角；（b）在微笑正位视图中，一条连接两侧上尖牙边缘的线提示患者存在上牙弓倾斜的可能；（c）用一条线连接面部关注点的上、下唇点，有助于评价颏的突出度

会因为鼻整形手术升高或降低了鼻背高度而改变，但所获得的视觉效果会影响观察者对这段距离的判断。同样，在侧位视图中，下颌手术后前移或后移下颌的程度会极大地影响对鼻尖突出程度的观测。

有时，在临床面部分析中，经过对视错觉作用的研究后，我们应该重新考虑两点之间几毫米的连线长度，或两条线间的夹角角度。

参考文献

[1] Brooks RA (2003) Robot. The future of fl esh and machines. Penguin, London.

[2] Macworth NH, Morandi AJ (1967) The gaze selects information details within pictures. Percept Psychophys 2:547-551.

[3] Noton D, Stark L (1971) Eye movements and visual perception. Sci Am 224:34-43.

[4] Stark LW, Privitera CM, Yang H, Azzariti M, Fai Ho Y, Balckmon T, Chernyak D (2001) Representation of human vision in the brain: how does human perception recognize images? J Electron Imaging 10:123-151.

[5] Yarbus AL (1967) Eye movements and vision. Plenum, New York.

第5章 面部基本分析

章目录

第一次与新患者会面时，通常会围绕他一些特殊的面部特征进行分析和讨论，比如"驼峰鼻""拥挤的前牙"或"眶周皱纹"等。这和患者通常的想法有关，即当有一个主要的问题需要治疗和处理时，其他不被察觉的小细节则可以完全被接受。我建议在为每个患者进行治疗的初始，列出一个"患者关心问题列表"，用来打消患者的疑虑，同时表达医生对患者需求的理解。

即使确定了患者的问题，下一步也必须进行全面部基本分析，用于区分这些问题的绝对价值和相对价值。

例如，一个大鼻子的病例，鼻子本身扮演什么角色？有缺陷的鼻旁区域扮演什么角色？是否存在上颌骨发育不良或扁平的下唇 - 颏轮廓？

5.1 面颈部分区

面颈部表面可以分成以下几个基本的区域[6]：

1. 前额区

2. 颞区

3. 颧弓

4. 颧区

5. 眶区

6. 眶下区

7. 鼻部

8. 外耳

9.腮腺咬肌区

10.颊区

11.口周区

12.颏区

13.下颌缘区

14.下颌角区

15.舌骨上区

16.下颌下三角区

17.颈动脉三角区

18.下颌后窝

19.颈中央区

20.胸锁乳突肌区

这些解剖区域的标志并不总是明显的，如图 5.1 所示。

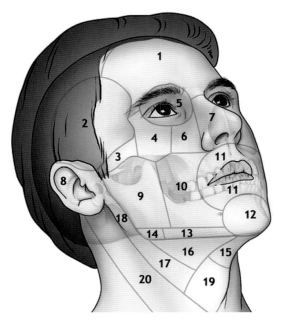

图 5.1　面颈部分区：1.前额区；2.颞区；3.颧弓；4.颧区；5.眶区；6.眶下区；7.鼻部；8.外耳；9.腮腺咬肌区；10.颊区；11.口周区；12.颏区；13.下颌缘区；14.下颌角区；15.舌骨上区；16.下颌下三角区；17.颈动脉三角区；18.下颌后窝；19.颈中央区；20.胸锁乳突肌区

5.2　基本定性面部分析法（无测量数据）

临床病例的初步分析最重要的一点就是：首先，要求不通过测量面部的距离和角度，就能发现一些基本面部特征。这些目测的结果往往因人而异，对于同样的鼻尖突出度，可能 JX 医生的标准是 2 mm，JJ 医生的标准是 1 mm，或者在 JK 医生看来数据是正常的。此外，患者的性别、年龄、身高、体重、种族、激素水平、头部位置，以及其他变量是否应该作为标准值的考量因素？我认为不是。

因此，必须创建一套基本的评估方法，不是通过与标准值或模板进行比较，而是要用一些一般的形容词进行全面部和主要面部亚单位、线及点的评估。这些常用的形容词有：正常、对称 - 不对称、出现 - 缺乏、长 - 短、大 - 小、宽 - 窄、深 - 浅、凸 - 凹、饱满 - 空虚、开放 - 闭合、尖锐 - 钝圆、直线 - 曲线、突出 - 降低、平衡 - 不平衡以及偏离 - 集中。

需要特别仔细地识别哪些区域在理想的位置，和（或）有无正常的形状及体积，因为这些结果可以用于评估和比较其他区域。

5.2.1　正位视图分析

正位分析是从评估面部横向、纵向的尺寸与大体对称度开始的。两侧颞部、颧部、下颌角、颏部宽度和面部相对高度之间的关系，决定了面型的宽窄、长短，是方形还是三角形（图 5.2）。同时，也要注意面部的角度与骨架化程度。

对称度的检查是必要的。许多患者通常注意不到面部细微的不对称，如果术后他们发现面部不对称，将会产生不满和误解。我首选的记录和展示面部不对称的方法是用外科皮肤记号笔标记患者的中线皮肤标记点，然后拍摄正位、底位和面下位视图（图 5.3）。

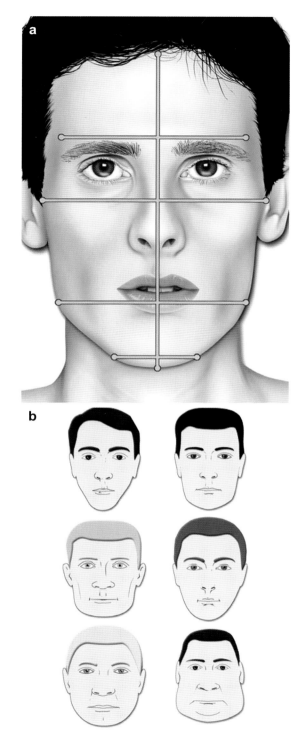

图 5.2　**(a)** 颞部、颧骨、下颌角和颏部宽度，以及全面部高度。**(b)** 面部不同水平的宽度变化决定了不同的面型

如果面部不对称仅局限于局部而不在中线上，如单侧上睑下垂的病例，拍摄一个简单的正位视图就可以针对该问题与患者取得良好的沟通。

我的注意力总是集中在面部中间的椭圆形区域。Oscar Ramirez 在他关于面部年轻化的文章中，描述了面部延伸区域，并对这个区域进行面部基本分析表示了关注[7]。面部中央椭圆区包含眼睛、眉毛、颧骨、鼻子、嘴和下颏，如图 5.4 所示。

5.2.2 底位视图分析

底位视图为评价面部对称度提供了一个附加检查。底位视图可用来评价鼻底部的形状、鼻尖的方向、眼球的凸度以及颧弓和下颏的形状（图 5.5 ）。

5.2.3 斜位视图分析

从纯粹的正位视图到纯粹的侧位视图之间有多个斜位视图，头部位置每旋转 1°，从正位到右斜位有 89 个头部位置，左侧同理。故当我们为鼻背畸形患者做记录时，所选择的最佳斜位视图和为颧弓突出患者选择的不同，如图 5.6 所示。

如第 3 章所述，我喜欢为每个患者拍摄至少 3 张左（右）斜位视图，单纯改变相机位置，保持患者头部和闪光源位置不变。

理想情况下，斜位视图应该由两个不同的种类组成，需要分别进行分析。

第一种斜位视图（图 5.7 ）是半侧脸面对相机（或观察者的眼睛），用来评价面部侧面的部分，如颞部、颧骨、眶部、颊部、鼻侧部、耳前部和下颌角。患者通常对这些部位很熟悉，和正位视图一样，这种斜位视图也被广泛用于和患者沟通交流。

第二种斜位视图（图 5.8 ）是出现在背景板上的相反侧面部。在年轻患者，面部线

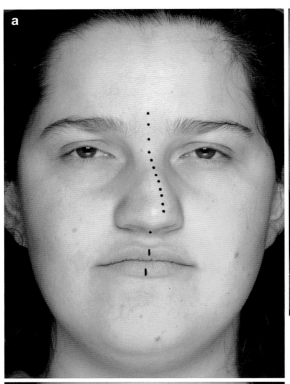
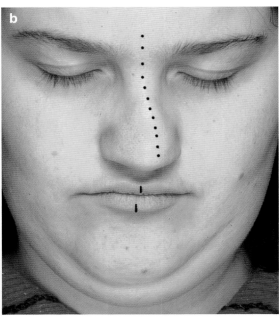
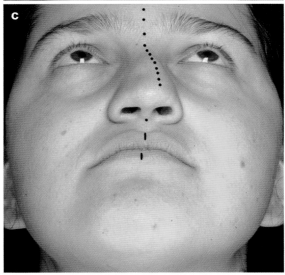

图 5.3　创伤后鼻子不对称的临床病例：用蓝色墨水标记，带面部中线标记点的正位视图（**a**）、面下位视图（**b**）和底位视图（**c**）

条是一条柔和的曲线，近似于 S 形的曲线轮廓。J. William Little 这样描述这些曲线："典型的年轻面部 S 形曲线起于较高的睑颊交

界，逐渐上升，之后变为一个宽广的凸面，在近鼻尖处或鼻尖上方达到顶峰。然后继续以一个凸面曲线下降至下唇平面，在咬合平

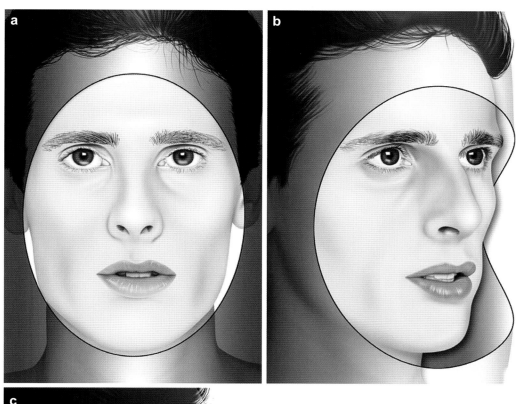

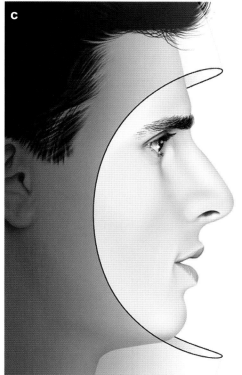

图 5.4　面部中央椭圆区：正位视图（ **a** ）、斜位视图（ **b** ）和侧位视图（ **c** ）

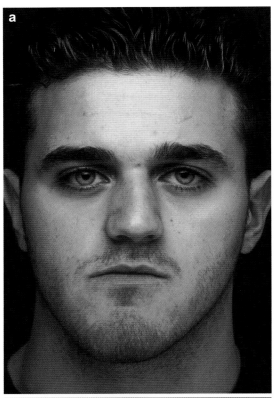

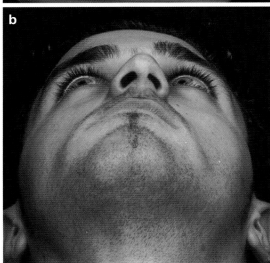

图 5.5　面部不对称的临床病例：正位视图（ a ）和底位视图（ b ）

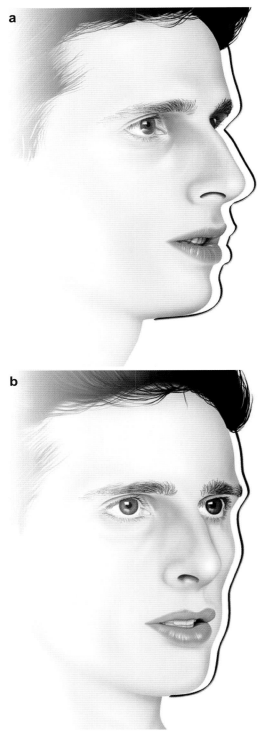

图 5.6　鼻部分析首选大角度旋转斜位视图（ a ），眶颧区域分析首选小角度旋转斜位视图（ b ）

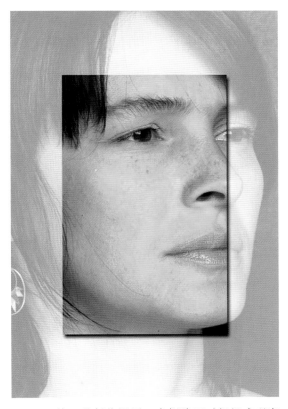

图 5.7　第一种斜位视图：半侧脸面对相机或观察者的眼睛，用于评价面部侧面区域，如颞部、颧骨、眶部、颊部、耳前部和下颌角

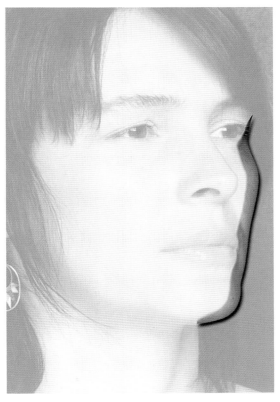

图 5.8　第二种斜位视图：出现在背景板上的相反侧面。在年轻患者，面部线条是一条柔和的曲线，类似 S 形的曲线轮廓

面迅速翻转方向，进入轻微的凹面（起于下颌缘），之后围绕下颌缘急剧向下弯曲至颈部。[4] "

5.2.4　侧位视图分析

　　侧位视图是医生使用最多而患者所知最少的视图。除了通过镜子反射和相机拍摄，没有人能够观察到自己的侧面轮廓。在你的个人相册中，有多少张侧位视图？在过去的一整年中，你通过两面镜子观察过几次你的侧面轮廓？鉴于此，即使侧位视图分析是规划和可视化治疗目的的基础，也不应对患者

过分强调它，因为它仅在旁观者的眼中。在所有病例中，侧位视图对判断一些基本的面部参数必不可少，例如：

- 全脸高度，面部上、中、下 1/3 高度，还有其他面部基本区域（额部、眶部、鼻子、上唇、下唇和颏部）高度。
- 眶嵴、颧骨、鼻根和鼻尖、唇和下颏的矢状面（后 - 前）突出度。
- 前额、鼻子、眶下、鼻小柱、上下唇、颏下、下颌缘和颈部轮廓的倾斜度。
- 侧位时面部凹 - 凸面的大体形状。

　　为了更好地利用侧位视图进行分析评估，我建议增加 2 条辅助线，即通过鼻下

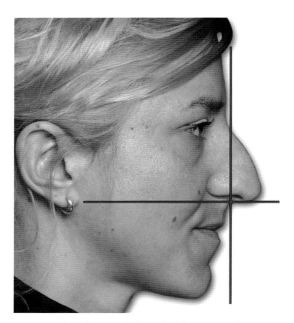

图 5.9　在患者的这张自然头位侧位视图中，水平的和垂直的参照线都通过鼻下点，可以帮助评价面部特征

点的一条水平线和一条垂直线，如图 5.9 所示[1]。通过这种方法，可以记录和研究很多点在垂直向与矢状向的位置以及一些面部轮廓的倾斜度。

5.3　面部的角度

　　面部角度的构建和评价是基本分析的基础部分。此外，用平均模板或标准数据对临床病例进行比较没什么必要。摄影图像与 X 线图像最常用的是侧位视图，第 3 章中提及的所有视图都适用于角度分析。在许多病例中，需要以两条直线连接面部关注点和（或）

延伸面部轮廓来构建角度，如图 5.10 和图 5.11 所示。[2]

　　在利用自然头位构建角度时，我喜欢用一条水平线与一条垂直线把角度分解成两个部分，如图 5.12 所示，因此每个斜面都可以独立分析。

5.4　骨骼支撑系统的评估

　　图 5.13 描述了 3 种主要的面部软组织的支撑系统：骨骼、软骨和牙齿。值得注意的是，面部支撑和形状的决定性因素是这 3 个构成要素相对较小的部分（图 5.13b, c）。眼球由于其固定的空间位置，可以假定为眼睑的骨性支撑结构。

5.5　面部软组织的评估

　　皮肤和软组织的评价需要视觉和人工检查。肤色、弹性、色素沉着、动力学和瘢痕应该显示给患者并与其讨论。任何色素沉着或者瘢痕也应当用多幅带尺的照片（不同距离、不同光线角度拍摄）记录在案，并评价其随时的演变。

　　为了进一步记录和登记面部软组织特征，我建议使用已有的面部软组织分析列表的固定步骤，每个要考虑的参数都可以用来评价进展的程度。

　　第一个要考虑的参数是皮肤类型，可使用 Fitzpatrick 皮肤分型，该分类的依据是皮肤在夏季第一次光照下的颜色和反应（表 5.1）[5]。

---

[1]　全套临床面部照片资料详见 Springer Extra Materials（extras.springer.com）第 4 部分（临床病例1）。

[2]　图 5.11b 中临床病例的全套临床面部照片资料详见 Springer Extra Materials（extras.springer.com）第 4 部分（临床病例2a, b）。

图 5.10　同一患者的侧位照片（a）和侧位头影描绘图（b）上构建的角度

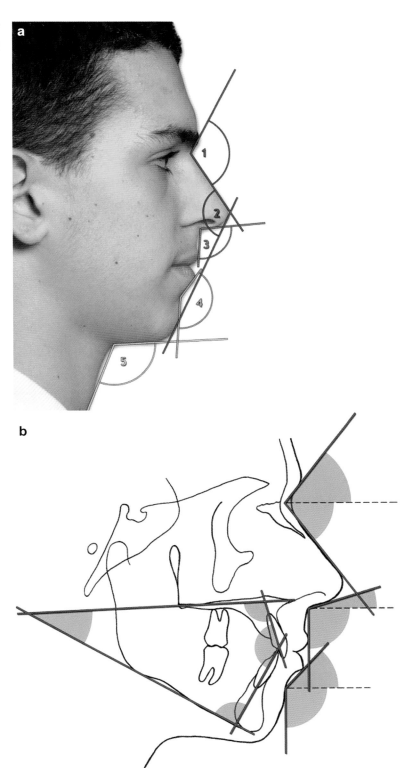

图 5.11　在 3 个不同年轻患者的 S 形曲线上构建同一个角度，他们的颧骨突出度从 **a** 到 **c** 依次增加。有 3 个参数可考虑：角度的大小、在角度和皮肤轮廓之间的背景区域、角度位于面部的垂直水平。这 3 个病例的角度从左到右依次减小，背景区域也依次减小，而角度的垂直位置依次增大

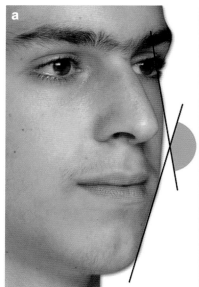
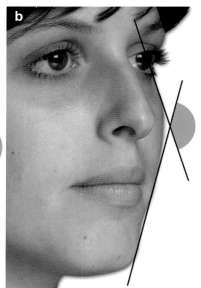
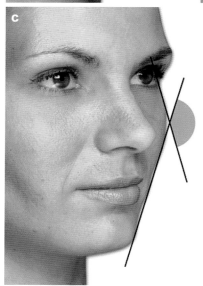

　　第二个考虑的参数是有或无表情时的皱纹结构，采用的是 Glogau 皱纹分类（表 5.2）[1-2]。

　　第三个考虑的参数是面部骨架化 - 丰满度的一般等级。范围从 I 级极度消瘦（病理性消瘦），即面部少量软组织覆盖，骨缘、眼球、咬肌及胸锁乳突肌非常突出；至 V 级，即皮下脂肪大量堆积，掩盖了其下骨骼的形状。重点要除外一些区域，如鼻部，该区域

的骨感级别和面部其他分区不同（表 5.3）。

　　第四个考虑的参数是软组织松弛程度或皮肤深层结构在骨骼和肌肉上被动活动的范围，这和显示的下垂程度有关。范围从 I 级（理想的、无松弛的年轻皮肤），至 V 级（严重下垂，轻易可以被牵拉移动的皮肤）。同样要除外一些区域，如内眦区域（表 5.4）。

　　第五个考虑的参数是肌肉收缩时的自发活动度，通过和患者交流时体现。范围从 I

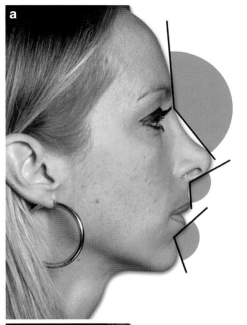

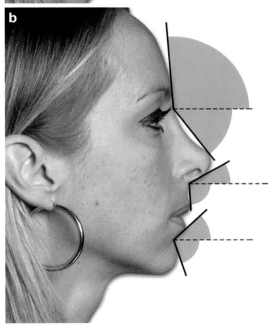

图 5.12 某些面部角度（**a**）的绝对值可以用一条水平线或垂直线（**b**）分解成两个基本部分。例如，该临床病例鼻下角过宽的原因是鼻小柱向上旋转过多和上唇向下旋转过少

表 5.1　**Fitzpatrick 日光反应性皮肤分型**

皮肤类型	皮肤颜色	光反应
I	很白或有雀斑	总是灼伤
II	白色	经常灼伤
III	白色到淡褐色	有时灼伤
IV	棕色	很少灼伤
V	深棕色	极少灼伤
VI	黑色	从不灼伤

摘自参考文献 [5]。

表 5.2　**Glogau 皱纹分类**

光损害程度	典型特点
I 型：无皱纹 早期光老化 轻度色素改变 无角化（皮肤过度生长） 无或极少皱纹	典型年龄：20～30 岁
II 型：活动时有皱纹 早期至中期光老化 早期老化性雀斑 能触及却看不到的皮肤角化 嘴角最先出现平行老化皱纹	典型年龄：30～40 岁
III 型：静止时有皱纹 晚期光老化 明显的色素失调，毛细血管扩张 嘴角开始出现平行老化皱纹	典型年龄：50 岁及以上
IV 型：只有皱纹 严重光老化 灰黄色皮肤 皮肤恶性肿瘤前病变 无正常皮肤	典型年龄：60 岁及以上

摘自参考文献 [1] 和 [5]。

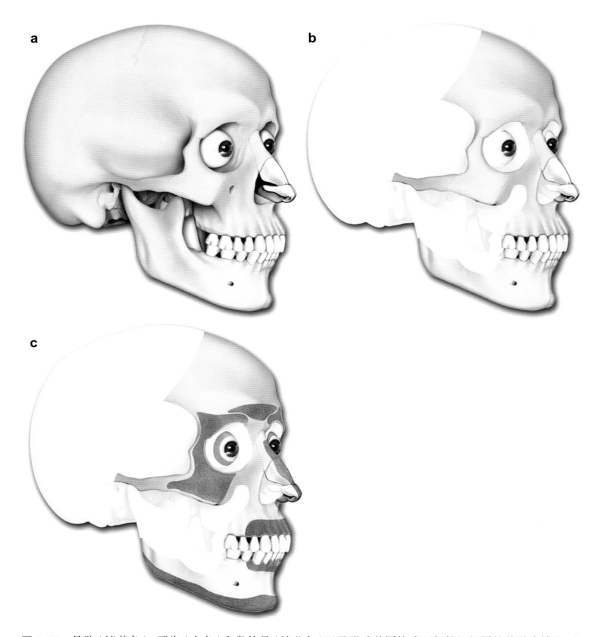

图 5.13　骨骼（淡黄色）、牙齿（白色）和鼻软骨（淡蓝色）以及眼球共同构成面部软组织罩的美学支撑（**a**）。**b** 和 **c** 强调了主要的支撑结构

（肌肉活动度很低）至 V 级（过度的模仿活动）。这个参数对于评价眶区和口周区特别重要，因为这部分肌肉起到功能和美学的双重作用（表 5.5 ）。

这一系列基本的面部软组织分析可以揭示许多之前未发现的问题，这些问题可能恰恰是导致我们治疗结果不理想的重要原因。

表 5.3 面部骨架化 - 丰满度分级

骨架化程度	临床特点
Ⅰ 极薄	病理性消瘦
Ⅱ 薄	皮下骨骼和肌肉容易被识别
Ⅲ 稍薄	可接受的薄软组织覆盖及轻微体重不足
Ⅳ 理想厚度	与年龄、性别相符合的理想软组织厚度
Ⅴ 稍厚	可接受的厚软组织覆盖及轻微超重
Ⅵ 厚	皮下骨骼和肌肉很难被识别
Ⅶ 极厚	病理性肥胖

表 5.4 面部软组织松弛程度等级（下垂程度）

松弛程度	临床特点
Ⅰ 无松弛	无松弛 典型年龄：≤20 岁
Ⅱ 局部松弛	非专业人员难以察觉 典型年龄：20 ~ 30 岁 局限于上睑或唇接合处等面部局部区域
Ⅲ 中度松弛	非专业人员可以发现 典型年龄：30 ~ 40 岁 主要局限在面部某些区域
Ⅳ 重度松弛	广泛松弛 容易被手指牵拉移动（被动重置）
Ⅴ 极重度松弛	广泛面部皮肤下垂 下垂有时延伸至鼻尖 造成功能障碍(上睑下垂至视野缺损)

表 5.5 面部肌肉自发活动分级

肌肉活动程度	临床特点
Ⅰ 限制	产生特殊面部表情的能力降低 有时和肥胖或老化有关 可能是病理性的
Ⅱ 轻微限制	活动范围受限，但具有交流感情的能力 可能存在一些不对称的肌肉收缩
Ⅲ 理想程度	交流感情时活动范围适当 可能存在一些较小的、不对称的肌肉收缩
Ⅳ 轻微过度	活动范围增大，但具有交流感情的能力 可能存在一些不对称的肌肉收缩
Ⅴ 过度	产生特殊面部表情的能力降低 可能是病理性的

5.6 面部软组织分析列表 [3]

- Fitzpatrick 皮肤光型：
  - ☐ Ⅰ 很白或雀斑
  - ☐ Ⅱ 白色
  - ☐ Ⅲ 白色到淡褐色
  - ☐ Ⅳ 棕色
  - ☐ Ⅴ 深棕色
  - ☐ Ⅵ 黑色
- Glogau 皱纹分类：
  - ☐ Ⅰ 型 无皱纹
  - ☐ Ⅱ 型 活动时有皱纹
  - ☐ Ⅲ 型 静止时有皱纹
  - ☐ Ⅳ 型 只有皱纹
- 面部骨架化 - 丰满度分级：
  - ☐ Ⅰ 极薄（病理性的）
  - ☐ Ⅱ 薄
  - ☐ Ⅲ 稍薄
  - ☐ Ⅳ 与年龄和性别相符合的理想厚度
  - ☐ Ⅴ 稍厚
  - ☐ Ⅵ 厚
  - ☐ Ⅶ 极厚（极度肥胖患者）
- 面部软组织松弛程度分级：
  - ☐ Ⅰ 无松弛
  - ☐ Ⅱ 局部松弛
  - ☐ Ⅲ 中度松弛
  - ☐ Ⅳ 重度松弛
  - ☐ Ⅴ 极重度松弛
- 面部软组织主动活动范围：
  - ☐ Ⅰ 受限
  - ☐ Ⅱ 稍微受限
  - ☐ Ⅲ 理想
  - ☐ Ⅳ 稍微过大
  - ☐ Ⅴ 过大

---

[3] 详见 Springer Extra Materials （extras. springer.com） 第2部分。

- 面部软组织活动对称度：
  □ 对称
  □ 不对称（描述不对称）

5.7 超重患者的面部分析及外科治疗

某些面部区域，例如颊部、耳前区域、颈部、下颌下区和颏下区域比较易于堆积脂肪。其他区域，例如鼻部、额部等受脂肪变化的影响则较小。对于某些超重患者，过多的面部脂肪可能导致手术的美容效果不佳；对于某些躯体手术治疗，治疗计划应该推迟，直到体重下降并稳定在合适的程度。

5.8 从特殊到一般：基本分析的逆向方法

本章内容是介绍基本面部分析，主要进行全面部的观察，但是我们常常需要给予一些特殊的关注来发现或确定全面部的一般特征。换言之，我们应该结合两个关键的临床方法："从一般到特殊"和它的反面"从特殊到一般"。

后者的一个例子是下睑缘巩膜显露。让患者处于自然头位和眼球直视体位进行检查，在虹膜和下睑缘之间有一小部分白色的巩膜，即下睑缘巩膜显露。使患者向下倾斜头部，眼球向上凝视可产生假性巩膜显露（图 5.14）。

真性巩膜显露可能是局部问题的一个体征，例如下睑缘后退或眼球突出症，但是也可能是全面部问题的一个体征，例如中 1/3 面部发育不全（图 5.15）。

另一个特殊的观察关键点是在侧位和斜位视图中下颌缘轮廓的清晰度和倾斜度，其

清晰度与软组织厚度和下垂程度有关（图 5.16），其倾斜度与面部下 1/3、下颏突出度和轮廓的垂直特征有明显关联（图 5.17）。

5.9 基本分析：推荐术语[4]

在本章和随后的章节里，读者会发现一个或多个按字母顺序排列的段落，罗列了教科书中使用的相关术语和简短定义。下面的条目解释了基本面部分析中使用的主要术语。

- 下颌角间宽度：正位视图中下颌角间水平测量的皮肤轮廓的宽度。
- 下颏宽度：正位视图中下颏水平测量的皮肤轮廓的宽度。
- 颞部宽度：正位视图中颞部水平测量的皮肤轮廓的宽度。
- 颧骨间宽度：正位视图中两颧弓间的最大距离。
- 面部中央椭圆形：面部中央区域的延伸。其包含眼睛、眉毛、颧骨、鼻子、嘴和下颏[7]。
- 凹面 / 凸面轮廓：全面部侧位的前后关系。其可以从凹面（由于相对后置的中面部）变化为凸面（由于相对前置的中面部）。它不能确定畸形是由面部哪个 1/3 造成的。
- 面部高度（全面部高度）：发际中点和软组织颏下点之间的距离。
- 发际线：环绕面部的头发边缘的线。
- 宽 / 窄脸型：依据面部总高度中四个面部宽度突出和减少的情况作出的面型分类。
- 长 / 短脸型：依据面部总高度中四个面部宽度突出和减少的情况作出的面型分类。
- 颏下点（软组织颏下点）：软组织下颏轮廓的最低点。头影测量分析中通过骨性

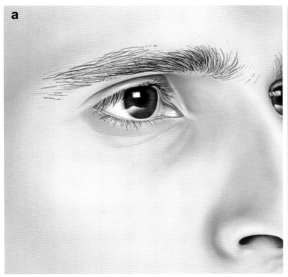
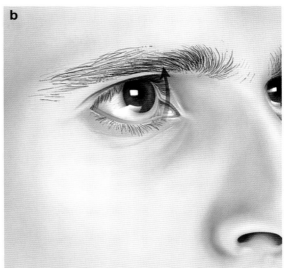
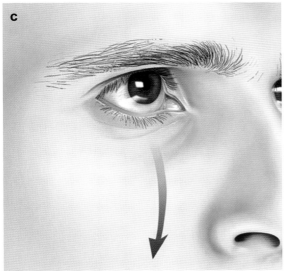

图 5.14　检查下睑缘巩膜显露时的错误方法。在自然头位和眼球直视下拍摄的斜位近景视图无巩膜显露（**a**）。而同一个患者在眼球向上凝视（**b**）和头部向下倾斜（**c**）时，可见假性巩膜显露

下颏的垂直线与水平面的交点[3]。

- 鼻下点：矢状面中鼻小柱与上唇融合的交点[3]。其变化较大，与鼻中隔尾部突出度和鼻棘形态有关。
- 颧突：颧骨部位向外的最大突出点。
- 下颌缘轮廓：下颌骨体部在颏下与下颌下区的皮肤轮廓分界线。

- S 形曲线：在斜位视图中显示的面部中 1/3 和下 1/3 的轮廓。由 J. William Little 提出的术语，其与年轻的面部特征有关[4]。
- 三角形 / 方形脸型：依据正位视图中上面部宽度（颞部宽度和颧骨间宽度）和下面部宽度（下颌角间宽度和颏部宽度）之间的关系作出的面型分类。

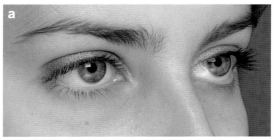

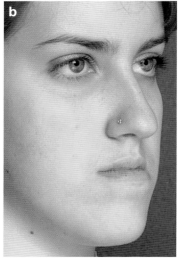

图 5.15　在该临床病例中，其巩膜显露（**a**）是显著的上颌骨发育不全（**b**）的一个体征。患者在自然头位直视时，在虹膜和下睑缘之间出现一小部分白色巩膜，即巩膜显露

- 发际中点（trichion）：发际线的中点。

参考文献

[1] Bauman L (2002) Photoaging. In: Bauman L (ed) Cosmetic dermatology: principle and practice. McGraw-Hill, New York.

[2] Glogau RG (1994) Chemical peeling and aging skin. J Geriatr Dermatol 12:31.

[3] Jacobson A, Vlachos C (1995) Soft tissue evaluation. In: Jacobson A (ed) Radiographic cephalometry: from basics to videoimaging.

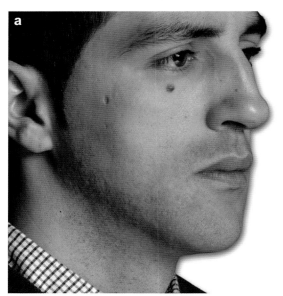

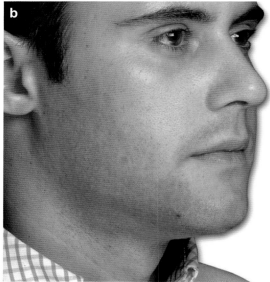

图 5.16　面部软组织厚度可以通过判断斜位和侧位视图的下颌缘轮廓和阴影来鉴别。图示为两个年轻男性患者的斜位视图，下颌缘轮廓显示其软组织厚度分别为中度薄（**a**）和中度厚（**b**）

Quintessence, Chicago.

[4] Little JW (2000) Volumetric perceptions in midfacial aging with altered priorities for rejuvenation. Plast Reconstr Surg 105:252-266.

[5] Monheit GD (2002) Combination chemical

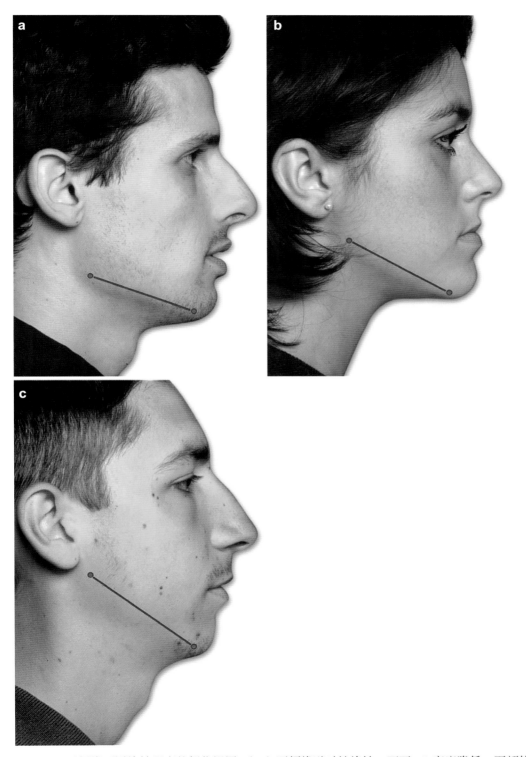

图 5.17　下颌缘不同旋转程度的侧位视图。（a）下颌缘逆时针旋转，面下 1/3 高度降低，下颏轮廓良好；（b）下颌缘倾斜度正常，软组织厚度薄，下颏轮廓良好；（c）下颌缘顺时针旋转，下颏突出度丧失，面下 1/3 高度增加，侧面美学不佳

peelings. In: Lowe NJ (ed) Textbook of facial rejuvenation. The art of minimally invasive combination therapy. Martin Dunitz, London.

[6] Platzer W (1985) Atlas of topographical anatomy. Georg Thieme Verlag, Stuttgart.

[7] Ramirez O (2000) The central oval of the face: tridi-mensional endoscopic rejuvenation. Facial Plast Surg Clin North Am 16:283-298.

第6章 额部、眉毛和眼部

观察面部的上 1/3，我们可以注意到其在产生面部表情中发挥的作用。眉眼的一系列动作如眨眼、抬高或降低眉毛、皱眉、上提眼睑、闭眼和上下旋转眼球等，是交流过程中表达赞同或反对、注意、吃惊、冷漠和许多其他情感的基础。从长远来看，逐渐老化的过程不仅改变了面部上 1/3 的外观，也改变了其动力学。

因为这些原因，分析面部上 1/3 时不能局限于对称度、比例和形状等简单的三维评价，而是必须包括动力学的四维评价，甚至是包括老化进程作用的五维评价。

6.1 额部的分析

前额的宽度是高度的两倍，它占据了面部上 1/3 的全部，其骨骼形状和肌肉活动与眶部和鼻部的美学及功能密切关联。

有两个骨性亚单位需要考虑：眉弓和上额部[5]。眉弓相当于眶上缘和眉间区，由于它是直接的支撑性结构，故极大地影响着眉毛、上睑和鼻根部的美学。它的形状依据额窦的发育情况而定，比起女性，男性的眉弓角度更大，前凸更明显。

位于眉弓之上的上额部在垂直向和横向轻微凸起。颞窝边缘，也称颞嵴，可被触到和看到，是前额的外侧边界。用来确定前额上部边界的发际线在两性间明显不同，尤其是头顶脱发的男性，发际线会随年龄而变化。

分析骨性前额时，应该考虑三个重要的美学特征：一般形状、倾斜度和眉弓的形态。在侧位和斜位视图中，用前额的轮廓变化来界定眶上嵴，从圆润到扁平，有时甚至呈现凹面。底位视图用来确定前额的对称度和横向凸起程度。

对前额进行软组织分析时，应该识别眉间纹和额横纹或沟，并结合局部肌肉动力学综合评价。

即使前额可以用特殊的外科手术进行再成形，但是在绝大多数病例中，前额应该被视为是稳定的、明显可见的骨性结构，并作为分析其他面部结构的参照，例如分析鼻子、中面部、前牙和下颌的形状、体积和空间位置等。

颞区的下界是颧弓，前界是颧骨额突后缘和额骨颧突，上界是颞窝缘。其形状是变化的，从轻微的凹面到轻微的凸面，取决于颞部肌肉和皮下脂肪的体积。在评价面部上1/3美学时，颞部发际线的形状和位置作为边界具有重要作用。

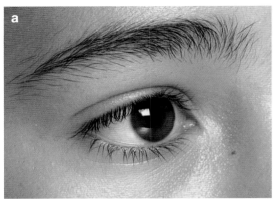

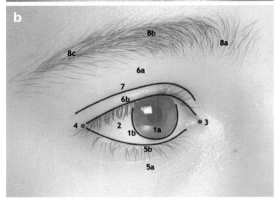

图6.1 （a）年轻患者眶区近景斜位视图。（b）眶区正常表面解剖的基本要素：1a，虹膜；1b，异色边缘（把虹膜和白色巩膜分开的环形线）；2，白色巩膜；3，内眦；4，外眦；5a，下睑；5b，下睑游离缘；6a，上睑；6b，上睑游离缘；7，上睑皱襞；8a，眉内侧1/3（眉头）；8b，眉中央1/3（眉体）；8c，眉外侧1/3（眉尾）

6.2 眉毛、眼部和眼睑的分析

从美学和功能的角度来看，抛开上睑或眶区其他结构单独分析眉毛是没有意义的。图6.1显示了眶区的表面解剖以及相关的基本术语。

眶区软组织的骨性支撑结构是眶嵴和眼球，评价它需要在侧位视图上做三条不同的垂直辅助线，其中一条线在正位视图上通过虹膜中心（图6.2a）：

- 角膜线。眼球处于正常矢状位时所做的辅助线。
- 上眶缘线。此线距离角膜线8~10 mm，具体距离大小取决于额窦的气腔发育和眉弓的形态[6]。

- 下眶缘线。以角膜线作参照，它的位置从后到前变化较大。突出的下眶缘线与下睑支撑结构良好和年轻态有关（图6.2b）；反之，后退的下眶缘线是下眶缘和中面部发育不全的体征，代表下睑支撑不充分，缺少美感（图6.2c）。

斜位视图测绘出的S形曲线[1]的上半部分，对于评价眶缘下部及外侧对下睑的骨性

---

[1] 见5.2.3"斜位视图分析"。

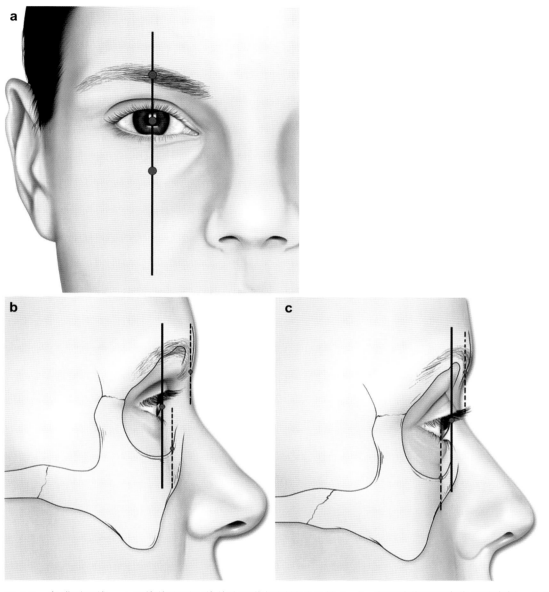

图 6.2　角膜平面线、上眶缘线和下眶缘线在正位视图是重叠的（ a ）。在眼球位于正常位置的病例，上眶缘线位于角膜平面线前，而下眶缘线可能位于角膜平面线之前（ b ）或之后（ c ）

支撑也有非常重要的作用。

女性迷人眼部的特点

　　许多学者研究了女性迷人的眼睛和眉毛

应该具备哪些特点，Gunter 和 Antrobus 在他们的文章里综合了这些研究成果，形成了女性迷人眼睛的标准[3]。这些标准是：

图 6.3　女性迷人的眼睛。眉毛呈一条柔和的、没有棱角的曲线（a）。内侧和中央部分比外侧部分稍宽（b）。眉峰位置在通过外侧角膜边缘的垂直平面稍外侧或恰好在垂直平面上（c）。眉毛内侧端刚好起于内眦的垂直平面或垂直平面附近。内侧 1/3 位于眶嵴或部分位于眶嵴下，中央 1/3 位于眶嵴，外侧 1/3 恰好位于眶嵴之上（d）。从内眦到外眦轻微地向上倾斜，即上外眦间倾斜（e）。上睑缘的内侧部分比外侧部分更倾向于垂直（f）

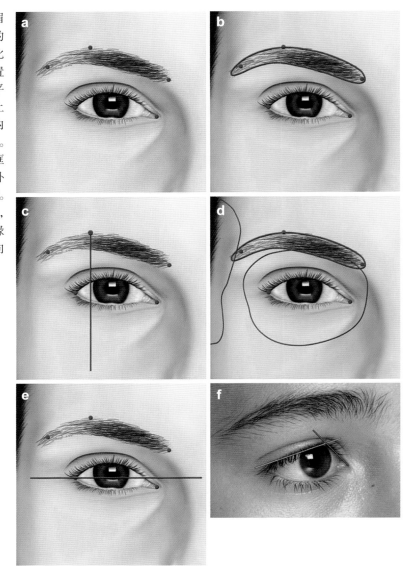

- 眉毛形状[2]：眉毛呈一条柔和的、没有棱角的曲线（图 6.3a）。内侧和中间部分比外侧稍宽（图 6.3b）。
- 眉峰：位于靠近角膜外侧，或接近角膜

外侧的垂线水平（图 6.3c）。
- 眉毛位置：如果内眦间距正常，眉毛内侧端刚好起于内眦的垂线或附近。眉毛内侧 1/3 位于眶嵴或眶嵴下，中央 1/3 位于眶嵴，外侧 1/3 恰好位于眶嵴之上（图 6.3d）。
- 眦间轴：从内眦到外眦轻微向上倾斜的线轴，即上外眦间倾斜（图 6.3e）。

---

[2]　美学上令人愉悦的人，其眉毛的大小、形状和空间位置可能变化很大，取决于年龄、性别、文化、种族和时尚趋势。

- 上睑 - 虹膜关系：上睑应该覆盖虹膜
  1 ~ 2 mm。
- 上睑缘的内外侧部：内侧部分应比外侧
  部分更倾向于垂直（图 6.3f ）。
- 上睑皱襞：平行于睫毛，并把上睑分成
  上 2/3 和下 1/3 两个部分。
- 上睑皱襞的内外侧延伸：向内延伸不超
  过内眦范围，向外延伸不超出外侧眶缘。
- 下睑 - 虹膜关系：下睑与虹膜之间应该
  紧贴，如果有距离，会产生下睑和虹膜
  之间的巩膜显露 3。
- 下睑缘：下睑缘从内侧到外侧轻微弯曲，
  在瞳孔和角膜外缘之间最低。

　　男性迷人眼睛和女性迷人眼睛的主要区
别是眦间轴，男性的眦间轴从内眦到外眦的
倾斜度较小，并且眶上嵴前突度增加、眉毛
较宽、弧度较小和多呈水平方向。图 6.4 显
示了女性和男性迷人眼睛的比较。

3　见图 5.14 和图 5.15 关于下睑巩膜显露的更
　多细节。

6.3　上睑皱褶位置不正

　　临床检查一定要精准地确定上睑皱襞的
垂直位置。它可能与下列情况有关，如种
族、年龄和起于睑板的提肌断裂[8]。

　　为了精确地评价上睑皱襞的垂直位置，
我们可以测量睑缘皱襞距离，即从上睑缘中
点到睑板皱襞的距离，其测量方法是嘱患
者向下看，医生上提眼睑皱襞（图 6.5a ）。
Putterman[7] 报道西方人上睑皱襞的正常范围
是 9 ~ 11 mm，而 Wolfort、Baker 和 Kanter[9]
报道是 8 ~ 10 mm。

　　图 6.5b 显示了起于睑板的提肌断裂的
临床病例，睑缘到上睑皱襞的距离加大。

6.4　眶区外上象限近观

　　眶区外上象限的所有要素（图 6.6a ）都
应该检查，特别要注意的是：
- 骨性眶缘。眶上嵴外侧不应该向下突出，

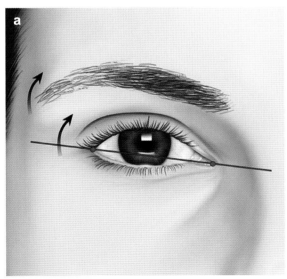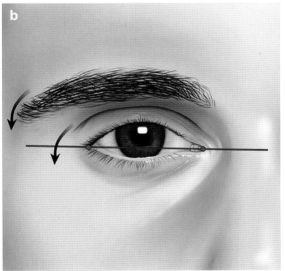

图 6.4　女性（ a ）和男性（ b ）迷人眼睛的比较。男性的内 - 外眦间轴倾斜度较小、眉弓前突增加、眉毛较宽、
弧度较小和呈水平方向

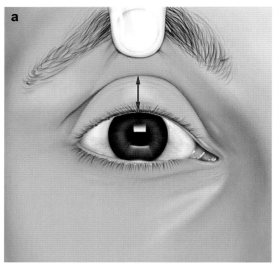

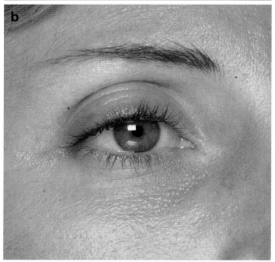

图 6.5 （a）睑缘皱襞距离的测量方法是患者向下看，同时检查者上提其眼睑皱襞；（b）图为提上睑肌从睑板处断裂的临床病例，导致从睑缘到上睑皱襞的距离增加

若有，则显现出年轻患者的忧郁和老化外貌（图 6.6b）。

- 眉外侧部分。处于静止休息体位时，该部分不应该出现悲伤、疲倦或惊讶的迹象，如下面的段落讨论的一样（图 6.6c）。
- 上睑皱襞外侧部分。重点要检查上睑皱

襞是否盖住眼睑和在外侧眶周区域有延伸（Connell 征），这是前额下垂的体征之一 [6]（图 6.6d）。

- 出现泪腺脱垂。即在上睑外 1/3 形成过度饱满的外观（眶上区颞角部没有脂肪）（图 6.6e）。此外，当女性上睑外侧 1/3 处于中度饱满时，美学效果是最令人满意的 [4]。
- 外侧结合部。外眦韧带松弛（外眦弯曲）会导致结合部的下旋（图 6.6f）。

6.5 眉毛位置不正和不恰当的表情

眉毛位置不正会导致缺乏魅力的或讨厌的外貌，这在与其他人交际时会产生负面影响 [3,6]。眉毛位置过高可产生惊讶 - 无知的外貌；并且，眉峰向内侧移位也会产生不希望出现的惊讶外貌。愤怒的外貌是由于内侧眉毛压低和外侧眉峰高耸所致，而眉毛高度明显不对称会产生好奇的外貌。

有时患者为了清除因额部和上睑下垂所致的上视野障碍，被迫收缩额肌，导致眉毛内侧的过度上提及额部皱纹，从而产生悲伤 - 疲倦的外貌。手术切除上睑多余的皮肤，可以使上视野变得清晰，但松弛的额肌可能造成眉毛内侧下垂，导致一个新的不想要的、愤怒的外貌 [6]。

在临床检查和摄影过程中，基本要点是记录由眶周软组织解剖和动力学所导致的"假表情"。眼部的某些视图，例如自然闭眼视图和向下看视图 [4]，有助于突出额肌收缩，给出休息状态下眉毛真实垂直位置的清晰意图。

4　见图 3.18 和图 3.19。

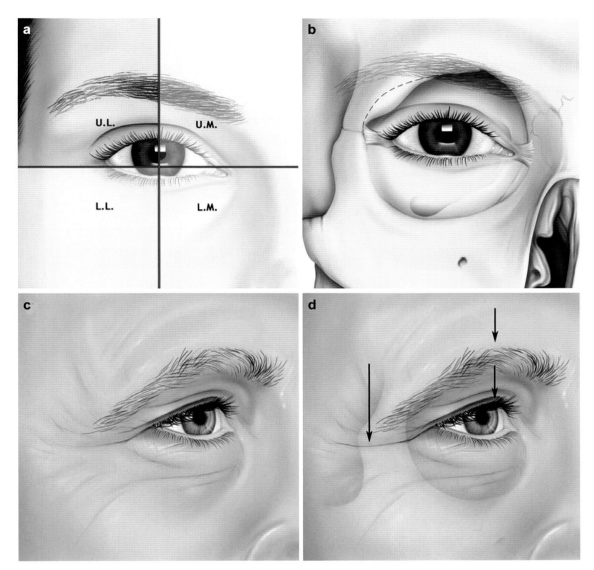

图 6.6　（**a**）眶区外上象限；（**b**）眶上嵴外侧悬垂；（**c**）眉外侧在静止时的错位可以导致悲伤外观；（**d**）上睑皱襞在上睑和外侧眶周区域有延伸，或称 Connell 征；（**e**）泪腺脱垂，可以在上睑外 1/3 形成过度饱满的外观；（**f**）外眦韧带松弛可导致结合部下旋

6.6　猜测和寻找面部上 1/3 早期老化体征

　　从美学的角度分析中年患者时，难点同时也是重点的任务是把全部的问题分解为其基本要素。这些要素就是缺陷，应被视为主要的恒定因素；在当时可能或不可能出现的任何病理性及创伤性后遗症；老化进程的危害在这个年龄段可能会被低估。

　　有时，眶缘畸形例如眶下发育不全、眶外缘突出和额窦过度发育，会被误认为是过早老化的体征。在其他一些病例，可能发生

图6.6 （续图）

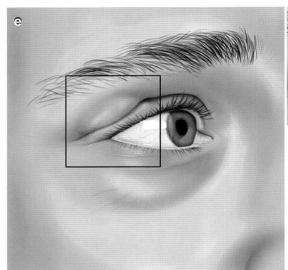
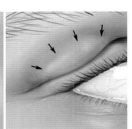

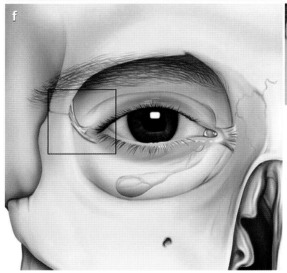
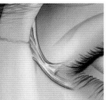

正好相反的情况，良好的骨性支撑对软组织覆盖产生积极的影响，从而可延缓外貌衰老长达数年。

　　我一直期望能够寻找到额部和眶区的老化体征，因为它们比其他面部区域的老化体征更早出现，从而让我和患者有机会能从长计议来处理这些问题。

　　我发现有下列三个基本体征与额部和眶区的老化有关：眼睑皮肤松垂、眼睑弹性丧失（眼睑松弛）和眶脂肪疝。

- 眼睑皮肤松垂：即眼睑皮肤过多。它通常与上睑关联更大，在中年患者群体中常见。多余的皮肤可以通过用镊子夹捏眼皮直到睫毛开始外翻来评估（图6.7）。
- 眼睑弹性丧失：通常与下睑关系更密切。我们说的眼睑弹性是指眼睑自动地维持和快速恢复到眼球正常相对位置的能力。下睑水平松弛可以通过牵拉试验和回复试验进行评价[2]。牵拉眼睑时不应该超过下角膜缘7 mm（牵拉试验见图6.8a），牵拉后眼睑立即回复到它的正常位置（回复试验见图 6.8b）。

- 眶脂肪疝：通过轻微压迫眼球，可能产生脂肪袋的突出（图 6.9a）。评价下睑脂肪时，可以使患者处于直立坐位或立位，嘱患者向上凝视（图 6.9b）。处于仰卧位时，眶脂肪由于其移动性可以自动复位到眶隔，这在年轻人较少见。

第 9 章将进一步讨论骨骼畸形和外貌老化的关系，第 10 章将讨论成年和老年患者面部上 1/3 的老化。

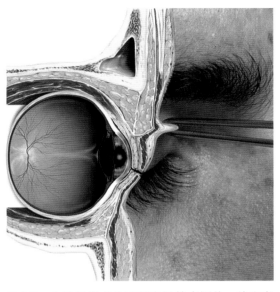

图 6.7　上睑早期老化可用夹捏技术评价。检查者用镊子夹住眼睑多余的皮肤直到睫毛开始外翻

6.7　额部、眉毛和眼部的分析列表 [5]

- 面部上 1/3 是否对称?
  - □ 是的
  - □ 不是，因为 ...
- 两侧眶区是否对称?
  - □ 是的
  - □ 不是，因为 ...
- 在正位视图，前额是：
  - □ 宽的
  - □ 窄的
  - □ 长的
  - □ 短的
- 发际中点是：
  - □ 正常位置
  - □ 太高
  - □ 太低
- 前额轮廓是：
  - □ 扁平的
  - □ 圆的
  - □ 存在下部凹面（清晰明显的眶上条）

- 眉弓是：
  - □ 正常形态
  - □ 突出的
  - □ 后退的
- 骨性下睑支撑：
  - □ 缺乏的
  - □ 可接受的
  - □ 理想的
- 明确颧骨隆起：
  - □ 发育不全的
  - □ 平衡的
  - □ 显著的
- 明确眉毛的对称度：
  - □ 存在
  - □ 不存在，由于 ...
- 明确眼球的对称度：
  - □ 存在
  - □ 不存在，由于 ...
- 明确眼睑的对称度：
  - □ 存在
  - □ 不存在，由于 ...

---

[5]　详见 Springer Extra Materials（extras. springer.com）第 2 部分。

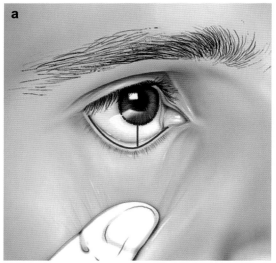

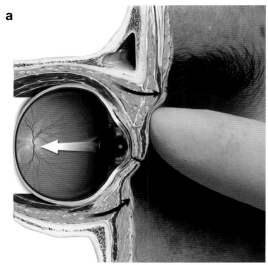

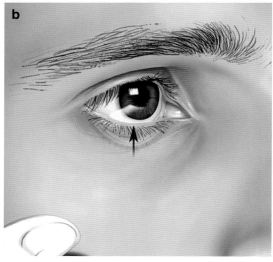

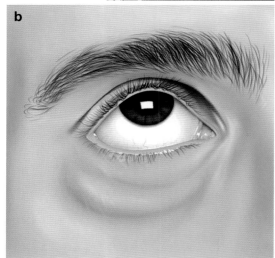

图 6.8   下睑水平松弛评价。（a）牵拉试验：下睑缘不能牵拉超过下角膜边缘 7 mm ；（b）回复试验：牵拉后，下睑迅速返回正常位置

图 6.9 （a）眶脂肪疝可通过轻压眼球而更加突出；（b）评价下睑脂肪疝出时，嘱患者直立位，眼球向上凝视。在仰卧位，眶脂肪由于其移动性可以自动复位到眶隔，此时脂肪疝出也不明显

- 明确眉毛的位置：
    - ☐ 对性别和年龄是理想的
    - ☐ 改变的，因为 ...
- 明确上睑皱襞的位置：
    - ☐ 理想的
    - ☐ 太高
    - ☐ 太低

- 明确上睑缘位置：
    - ☐ 理想的
    - ☐ 太高
    - ☐ 太低
- 明确下睑缘位置：
    - ☐ 理想的
    - ☐ 太低

- 明确内眦位置：
  - ☐ 理想的
  - ☐ 改变的，因为 ...
- 明确外眦位置：
  - ☐ 理想的
  - ☐ 改变的，因为 ...
- 眼睑皮肤松垂：
  - ☐ 不存在
  - ☐ 中度
  - ☐ 显著的
  - ☐ 局限于上部颞侧视野（病理性的）
- 眼睑下垂：
  - ☐ 右侧 ...
  - ☐ 左侧 ...
- 下睑松弛：
  - ☐ 右侧 ...
  - ☐ 左侧 ...
- 巩膜显露：
  - ☐ 右侧（ ... mm ）
  - ☐ 左侧（ ... mm ）
- 上睑眶脂肪疝：
  - ☐ 右侧
  - ☐ 左侧
- 下睑眶脂肪疝：
  - ☐ 右侧
  - ☐ 左侧
- 泪腺脱垂：
  - ☐ 右侧
  - ☐ 左侧
- 颊袋：
  - ☐ 右侧 ...
  - ☐ 左侧 ...
- 眼球突出（眼球突出症）：
  - ☐ 右侧 ...
  - ☐ 左侧 ...
- 眼球内陷：
  - ☐ 右侧 ...
  - ☐ 左侧 ...
- 眼轮匝肌肥厚（睑板部分）：
  - ☐ 右侧 ...
  - ☐ 左侧 ...

6.8 额部、眉毛、眼部分析的推荐术语 [6]

- 眼睑松垂症：应该与眼睑皮肤松垂相区别，后者是一种少见的疾病，特征为眼睑间歇性水肿和红斑。眼睑松垂症更常见于年轻女性，可导致眼睑皮肤过早松缓和松弛，并伴有皮肤皱纹和悬垂 [2]。
- 眼睑下垂：即上睑于眼球上方下垂。眼睑下垂的程度通过测量眼球在直视和上下凝视位置的睑裂宽度来评价。
- Connell 征：上睑皱襞向眼睑及眶区的外侧延伸。Connell 征被视为前额下垂的标志之一 [6]。
- 鱼尾纹和眼睑皱纹：下睑和眶区的外侧部分出现细小的皱纹或线，并与其下的眼轮匝肌纤维相垂直。
- 眼睑皮肤松垂：眼睑皮肤过多（多余的），多见于上睑，在中年患者中很常见，在老年人则很普遍。
- 睑外翻：睑缘从眼球向外翻转，更常见于下睑。
- 眼球内陷：眼球向眼眶内的异常后退。
- 睑内翻：眼睑向内翻转，以致睑缘、睫毛和眼睑皮肤摩擦眼球，导致出现刺激症状以及角膜擦伤和瘢痕。
- 溢泪：由于眼泪流出障碍或分泌过多而导致的溢出。
- 眼球突出：眼球异常突起或突出。
- 眉松垂：眉毛下移至正常位置之下（上眶缘或之上）。
- 睑袋（袋状眼睑）：下睑明显可见的袋状

6　详见 Springer Extra Materials （extras.springer.com）第 3 部分。

膨隆，其原因是眶隔脂肪的假性疝出，以及眶隔、眼轮匝肌、皮肤和下眼角（见颊袋）的衰退和延长。

- 眼睑松弛：见"眼睑紧张度"。
- 睑缘（上和下）：眼睑的游离缘。
- 颊袋（或颧袋）：眼轮匝肌下脂肪下垂。颧袋与睑袋不同，因为前者发生在下眶缘之下。
- 前额横纹：在额部形成的水平皱纹，并与其下的额肌纤维垂直。
- 眉间纹（皱眉线、垂直的眉间线）：产生于眉间的垂直方向的皮肤皱纹，与其下的皱眉肌纤维垂直（见第10章10.11.1）。
- 眶脂肪疝（假性眶脂肪疝出）：位于眶隔下的脂肪向前移位。检查时嘱患者处于直立坐位或立位。眶脂肪垫通常可分为两个上间隔（内侧和中央）和三个下间隔（内侧、中央和外侧）。这通常是由于眶隔的衰退造成的。
- 水平睑裂：内眦和外眦间的距离，平均长度是30~40 mm[1]。
- 眼轮匝肌肥厚：下睑眼轮匝肌睑板前部分的水平条带或嵴，微笑时明显。
- 下巩膜显露：见巩膜显露。
- 眦间轴：连接内眦和外眦的假想线。
- 泪腺：位于眶上部颞侧三角内额骨泪腺窝的小腺体（也见泪腺脱垂）。
- 兔眼：眼睑闭合不全。
- 外眦：两个眼睑游离缘相结合形成的外侧角。
- 眼睑紧张度：当牵拉眼睑时其自动维持和迅速恢复眼球正常相对位置的能力。可以通过复位试验和眼睑牵拉试验来评价眼睑紧张度。牵拉眼睑时不应该超过下角膜缘7 mm（牵拉试验），牵拉后眼睑立即回复到它的正常位置（回复试验）。
- 角膜缘（虹膜角膜边缘）：虹膜外显露的白色巩膜的圆形边缘。

- 下睑裂宽度：在患者直视的情况下，角膜中点到下睑缘中央的距离。其正常值大约是5.5 mm，下睑退缩时其值增加[7]。
- 颧骨发育不全：正常颧骨是突出的，该区域的骨骼扁平即发育不全。
- 睑缘皱襞距离：从上睑缘中央到睑板皱襞的距离，测量时检查者上提眼睑皱襞，同时嘱患者向下看。Putterman[7]报道其正常范围是9~11 mm，而Wolfort、Baker和Kanter[9]报道是8~10 mm。上睑皱襞提高可能是上提肌腱膜断裂的体征。
- 内眦：两个眼睑游离缘相结合形成的内侧角。
- 睑裂宽度（垂直睑裂）：患者直视时，下睑中央到上睑缘中央的距离，可以分成上、下睑裂宽度，其正常值大约是10 mm[7]。测量值较小通常提示上睑下垂，测量值较大可能是眼睑退缩的体征。
- 泪腺脱垂：脱垂的泪腺可以在颞侧1/3上睑处产生过度饱满的现象（眶上部颞侧三角区没有眶脂肪）。
- 巩膜显露（下巩膜显露）：患者处于自然头位和直视情况下，出现在虹膜和下睑缘之间的白色巩膜条带，是眼球突出、既往外伤、前期手术、下睑松弛或上颌骨发育不全导致牙颌面畸形等的体征。
- 上睑的睑板皱襞（上睑皱襞）：即上睑的水平沟槽。通常将上睑分为下面的睑板部分和上面的眶隔部分。成年或老年患者由于皮肤过多，上睑皱襞经常被隐藏。
- 发际中点：发际线的中点。
- 倒睫：睫毛向后生长接触到眼球的异常情况。
- 上睑裂宽度：患者直视时角膜中点到上睑缘中央的距离。正常范围是4~4.5 mm[7]。测量值较小通常提示有上睑下垂，而测量值较大可能是上睑退缩的体征。如果下垂的眼睑遮盖角膜的中点，眼睑需提高的毫米数则记录为负数。

- 垂直睑裂：见睑裂宽度。

参考文献

[1] Bosniak SL (1990) Cosmetic blepharoplasty. Raven Press, New York.

[2] Gross SC, Kanter WR (1995) Preoperative assessment for eyelid surgery. In: Wolfort FG, Kanter WR (eds) Aesthetic blepharoplasty. Little, Brown and Company, Boston, pp 53-77.

[3] Gunter JP, Antrobus SD (1997) Aesthetic analysis of the eyebrows. Plast Reconstr Surg 99:1808-1816.

[4] Hoeffl in SM (2002) The beautiful face: the fi rst math-ematical defi nition, classifi cation and creation of true facial beauty. Steven M. Hoeffl in, Santa Monica. ISBN 0-9713445-0-7.

[5] Marchac D (1991) Aesthetic contouring of the forehead utilizing bone grafts and osteotomies. In: Ousterhout DK (ed) Aesthetic contouring of the craniofacial skel-eton. Little, Brown and Company, Boston, p 222.

[6] Marten TJ, Knize DM (2001) Forehead aesthetics and preoperative assessment of the foreheadplasty patient. In: Knize DM (ed) The forehead and temporal fossa. Anatomy and technique. Lippincott Williams & Wilkins, Philadelphia, pp 91-99.

[7] Putterman AM (1999) Evaluation of the cosmetic ocu-loplastic surgery patient. In: Putterman AM (ed) Cosmetic oculoplastic surgery. Eyelid, forehead, and facial techniques. W. B. Saunders Company, Philadelphia.

[8] Spinelli HM (2004) Atlas of aesthetic eyelid and perio-cular surgery. W. B. Saunders Company, Philadelphia.

[9] Wolfort FG, Baker T, Kanter WR (1995) Aesthetic goals in blepharoplasty. In: Wolfort FG, Kanter WR (eds) Aesthetic blepharoplasty. Little, Brown and Company, Boston.

第 7 章　鼻部分析

鼻子位居正中央部位，在面部美学中扮演了重要的角色；并且，临床鼻部分析的参数引人注目。鉴于此，要做好它的评估，利用实践和综合分析列表，并记录每个临床病例所发现的一系列特征。

鼻子作为一个突出的结构，要研究尝试构想出鼻部复合支撑结构框架，这是它外部形状的主要决定要素。

7.1 外鼻的点、线和亚单位

对于全面部，鼻椎提供了一些点、线和区域以供考虑（图 7.1 ）：

1. 鼻翼底部宽度

2. 鼻翼折痕结合部

3. 鼻翼沟

4. 鼻翼缘

5. 鼻小柱

6. 鼻小柱基底部

7. 鼻小柱轮廓线

8. 内侧脚踏板

9. 眉间

10. 鼻基底线

11. 鼻背轮廓线

12. 鼻小叶

13. 鼻小叶轮廓线

14. 鼻根轮廓线

15. 鼻 "不间断" 线

16. 鼻根点

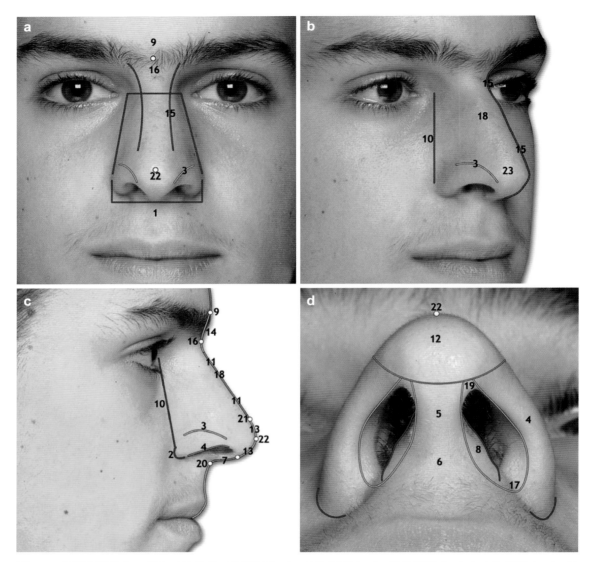

图 7.1　鼻部表面的点、线和亚单位的正位视图（**a**）、斜位视图（**b**）、侧位视图（**c**）和底位视图（**d**）。图中数字与 7.1 中的条目相对应

17. 鼻坎
18. 鼻缝点（临床上此点可以通过直接触诊
　　鼻背进行评价）
19. 软三角或面
20. 鼻下点
21. 鼻尖上区或鼻尖上区转折点，此区在鼻
　　尖上有个清晰的台阶
22. 鼻尖

23. 鼻尖表现点

7.2　鼻畸形患者的直接面诊与　　影像临床分析

　　第一次会诊时，应该记录仅由直接视诊和触诊得到的关于鼻部美学的主要发现。当

打印或在宽屏显示器上显示摄影资料时，再进行后续修正和补充文字记录。

明确一个鼻子的长短、宽窄应该与性别、身高和体格联系起来，最主要的是与患者的全面部联系起来。所谓"平衡的"鼻子仅存在于特定的面部。这个假定表明，进行鼻部亚单位的任何特殊评价前，有必要先进行全面部的综合分析。

7.2.1 鼻部观测总论

第一步，利用一条可靠的水平参考线，对面部和鼻部进行常规的对称度评估。最常用的水平参考线是内眦、上睑皱襞或眉头的连线，这些参考线都容易找到和描绘；下一步，构建一条单一的垂直中线，将眉间、鼻背、鼻尖和丘比特弓一分为二（图 7.2a ~ d）。对于复杂的病例而言，取代单一的中央垂直线，应对每一个面部亚单位描绘几条小的中线片段（图 7.2e ~ h），这样能更好地评估歪鼻在面部不对称中起到的作用。

鼻部骨性边界必须进行评估，以便识别鼻椎外形的周围结构。图 7.3 用 1 个具有完整鼻底支撑的病历显示了这些边界；而图 7.4 描绘了 3 个上颌骨发育不全致鼻旁区凹陷的病例和 1 个前鼻棘太过突出的病例，这极大地影响了观察者对鼻子突出和形状的判断。读者可以在第 9 章阅读面中部骨性畸形的临床评价和仪器评价。

斜位视图用于对全鼻轮廓进行评价，找出一个双侧对称的"不间断"线[11]。在迷人的鼻子，这条线起于眶上嵴，经鼻背至鼻尖优雅地向下延续（图 7.5）。在歪鼻、鼻背不规则、驼峰鼻或鞍鼻病例中，这条线是"中断的"，如图 7.6 所示，出现了一个或两个台阶或大角度弯曲。利用从斜位视图获得的鼻部轮廓可以帮助评价鼻部畸形的类型、程度和位置。

鼻部侧面斜坡可以用于临床评价，而且

应用全面部侧位视图可以更好地与整个面部轮廓相比较。在很多病例，识别和描绘鼻背线比较容易，构建正确的面部平面则相对困难（图 7.7）。

对于鼻部和牙颌面畸形的患者，在评价这些病例的鼻部斜坡时，可能很困难。在创伤后鼻背不规则的患者，可能同时有骨性驼峰和软骨性鞍鼻，对鼻背线的考虑则可能不止一个（图 7.8）。而且，这些鼻背线都不能用于指导治疗目标的可视化，因为其所反映的是不同测量平面的实际情况（骨性鼻背、软骨鼻背和鼻小叶轮廓线），而不是这个患者的理想斜坡[1]。

对于明显的鼻部畸形合并牙颌面畸形的患者，分析鼻背斜坡的困难程度明显增加。描绘一些参考点和参考线，可以帮助观察者对每一个畸形的严重程度进行区分和评分（图 7.9）。本章将针对特殊的鼻部区域，如鼻根和鼻小叶，就影响鼻部斜坡的一些真实和可感知的因素进行探讨。

下一步是鉴别几个鼻部宽度。应该考虑 8 个不同的基本参数：

- 整个鼻宽度
- 底位水平的鼻根宽度
- 侧位水平的鼻根宽度
- 底位水平的鼻背宽度
- 侧位水平的鼻背宽度
- 鼻翼基底宽度
- 鼻尖宽度
- 鼻小柱基底宽度

图 7.10 描述了一个大鼻子患者的 8 个鼻宽度。

如果没有检查鼻部皮肤，也没有触诊的信息，综合鼻部评价是不能完成的。皮肤评价是非常重要的步骤。沿着鼻背中线，从鼻

---

[1]　该病例的整套临床面部摄影资料从 Springer Extra Materials（extras.springer.com）第4部分（临床病例3）中可以查到。

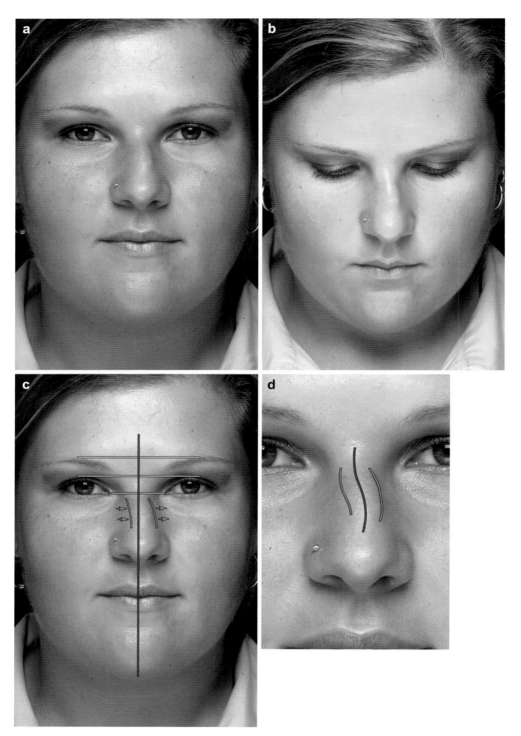

图 7.2   图示病例面部对称，由于创伤出现继发性歪鼻（ a~d ）；在这个病例，水平参考线对构建垂直中线是可靠的。对复杂不对称的病例，取代单一的中央垂直线，对每一个面部亚单位描绘几条小的中线片段（ e~h ），以便更好地评价在面部整体不对称中鼻部的作用

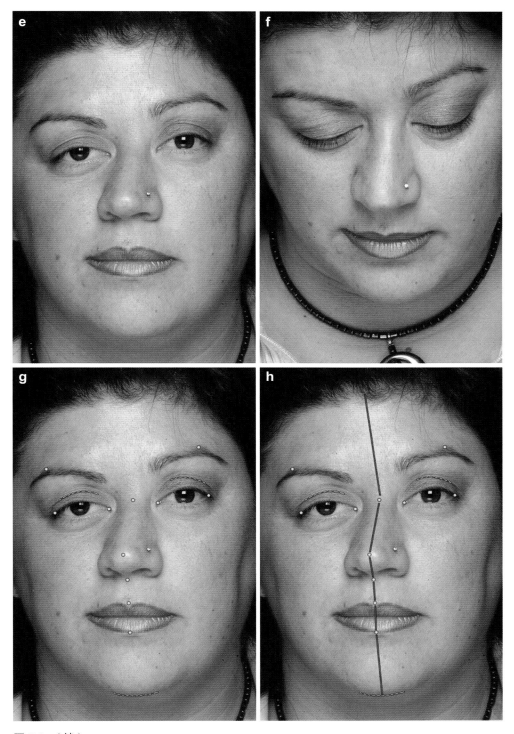

图 7.2 （续）

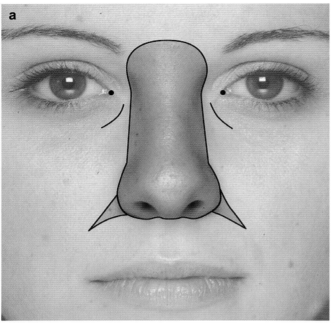

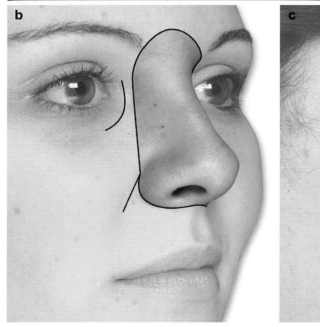

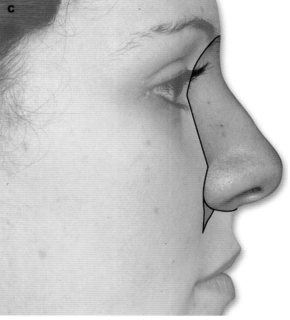

图 7.3   鼻椎骨性边界的正位视图（**a**）、斜位视图（**b**）和侧位视图（**c**）

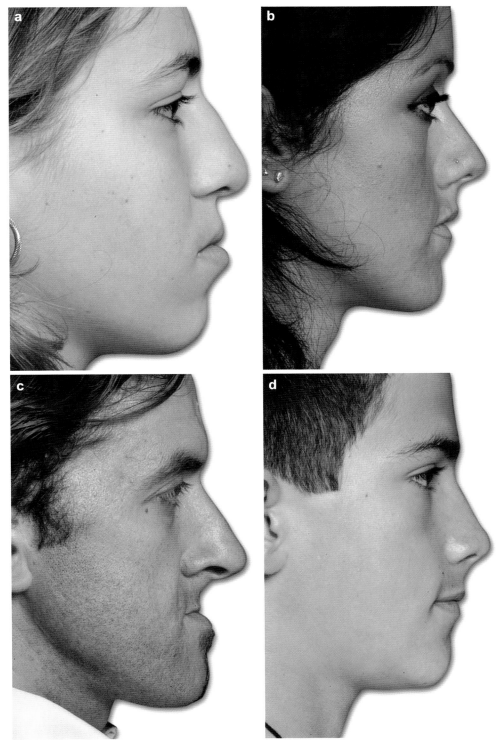

图 7.4 3 个上颌骨不育不全致鼻旁区凹陷的病例（ a~c ）和 1 个前鼻棘太过突出的病例（ d ），这极大地影响了观察者对鼻子突出和形状的判断

图 7.5   在斜位视图中，鼻部不间断线就是鼻椎的轮廓。在迷人的鼻子，这条线起于眶上嵴，从鼻背到鼻尖优雅地、匀称地向下延续

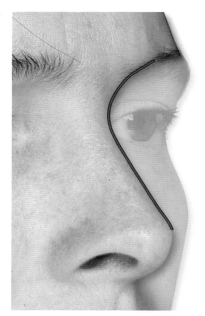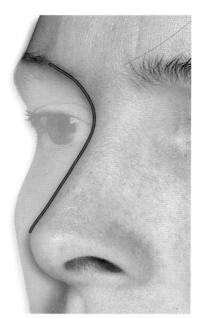

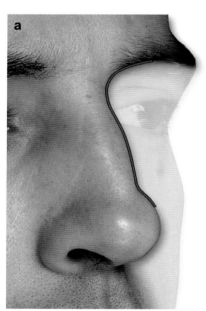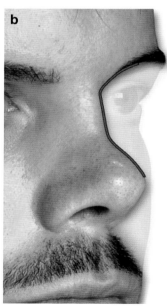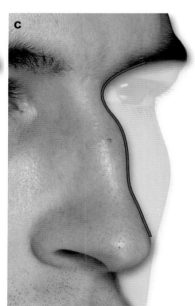

图 7.6   鼻部轮廓斜位视图。（ a ）驼峰鼻；（ b ）鞍鼻；（ c ）歪鼻

图 7.8   （ a ）鼻创伤导致骨性驼峰和软骨性鞍鼻的一个病例。（ b ）构建鼻背侧面轮廓线可以不同的方法：线 1 可以在鼻骨轮廓上叠加，线 2 可以在小叶轮廓上叠加，线 3 可以在软骨鼻背轮廓上叠加。这些鼻背线都不能用于指导治疗目标的可视化，因为其反映的是不同测量平面的实际情况（骨性鼻背、软骨鼻背和鼻小叶轮廓线），而不是这个患者的理想斜坡

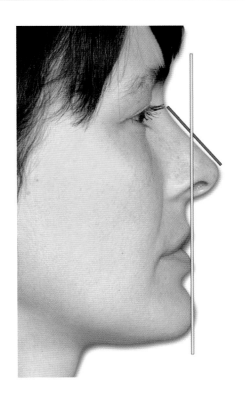

图 7.7 直线型鼻背轮廓病例，识别和描绘鼻背线相对比较容易。在本病例中，主要困难是对可以改变面平面的下颏突出的识别。通过鼻下点做一条垂直参考线，有助于下颏过度前突的可视化

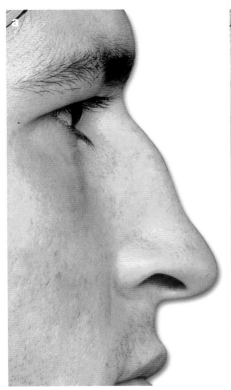

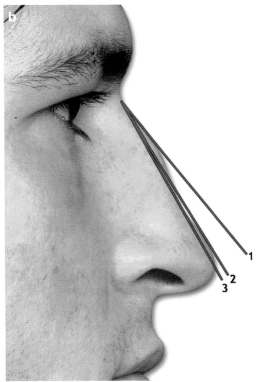

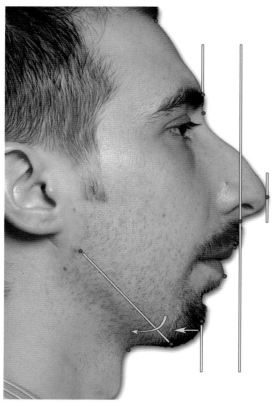

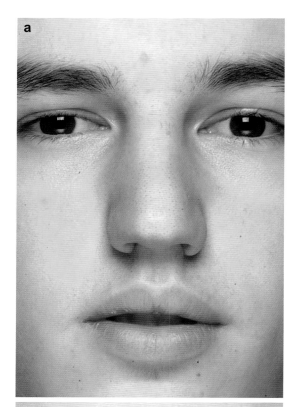

图 7.9   明显的鼻部畸形合并牙颌面畸形的临床病例。描绘一些参考点和参考线，可以帮助观察者对每一个畸形的严重程度进行区分和评分。在理解了小颏畸形和下颌骨顺时针旋转的程度之后，就会知道鼻背斜坡的逆时针旋转程度与初次检查时显现的不一样大

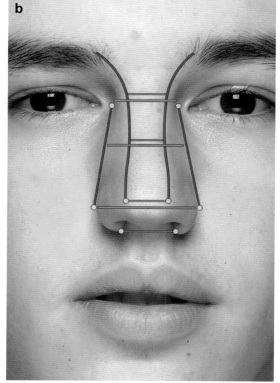

图 7.10   （a）一个大鼻子少年的正位视图；（b）鼻部宽度分析应该考虑 8 个不同的基本参数：整个鼻宽度、底位水平的鼻根宽度、侧位水平的鼻根宽度、底位水平的鼻背宽度、侧位水平的鼻背宽度、鼻翼基底宽度、鼻尖宽度、鼻小柱基底宽度

根到鼻尖，在眉间和鼻根转折点，软组织覆盖是比较厚的，而在鼻缝点变薄，在鼻尖上区又再次变厚（图 7.11a）。从鼻背中线到鼻基底线，在鼻根和软骨性鼻背水平，皮肤厚度逐渐增加（图 7.11b）。鼻小叶和鼻小柱基底水平的皮肤厚度变化极大，每一个病例必须精确评价（图 7.11c ~ f）。

利用优势手的拇指和示指对鼻子进行触诊（图 7.12）：

- 鼻骨的长度（图 7.12a）。
- 骨性或软骨性不规则的存在（图 7.12b ~ c）。
- 相对于鼻小叶最突出点，鼻中隔软骨轮廓的前后向水平（图 7.12d）。
- 压迫软骨性鼻背和鼻尖向后移位时遇到的抵抗，及释放后鼻尖恢复其正常结构的速度（图 7.12e, f）。
- 皮肤在骨性支架上被动移动的程度。关于鼻部软组织覆盖的其他考虑要点包括是否有瘢痕、弹性和萎缩的程度以及是否有红血丝。

7.2.2　鼻部上 1/3 的评估

识别鼻根转折点和明确鼻额角是鼻部分析的基础部分。

鼻根转折点是鼻背和额骨之间轮廓的最靠后点。鼻根转折点的任何变化都可能影响观察者对整个鼻子的长度和倾斜度的判断。角膜平面、眉间和上睑皱襞[2]是最佳的评价参数（图 7.13）。

鼻额角不一定要测量，可以简单地在侧位视图上画（或想象）两条线来评价。上面的线是从眉间到鼻根转折点轮廓的平均倾斜度，而下面的线是从鼻根转折点到鼻尖上区轮廓的平均倾斜度。图 7.14 显示了图 7.13 所示的 3 个临床病例的鼻额角。

骨性部分的侧位轮廓通常占整个鼻背的 1/3，应该通过触诊来识别鼻骨的真正长度。任何凸面 - 凹面、对称 - 不对称、单侧 - 双侧的横向驼峰必须在视觉上给予评估。

7.2.3　鼻部中 1/3 的评估

鼻椎中部的临床分析要考虑软骨性鼻背的对称性、轮廓、倾斜度、体积和形状。一个特殊的心理训练，即在鼻背的每一个外观水平面找到与其相对应的骨性或软骨性支架结构，这会有很大的帮助（图 7.15）。

骨性和软骨性鼻背的区分是有意义的，因为外科医生在手术时处理这两种"材料"的方法是不同的；然而，从其他观察者的角度看，例如患者，鼻背最好被看做是连接鼻根到鼻尖的一个整体可视的连续结构。

鼻背分析最大的困难在于鼻根和鼻尖的视觉影响，其很少是理想的。因此，在大体评估之后，在进行鼻根和鼻尖的"构建"时，重新考虑鼻背分析可能更好。

7.2.4　鼻部下 1/3 的评估

鼻尖的临床分析必须考虑这些参数[4]：

- 突出度
- 旋转角度
- 位置
- 体积
- 标记点
- 宽度
- 形状

鼻尖突出部的测量是从鼻翼沟结合部（alar crease junction，ACJ）到鼻尖（tip，T）最前点，可以分为固有鼻尖突出和外在鼻尖突出。固有鼻尖突出与鼻小叶相关，而外在鼻尖突出与鼻翼和鼻小柱的长度相关（图 7.16）。

---

[2]　这些参数的可靠性都是经过严格检验的。

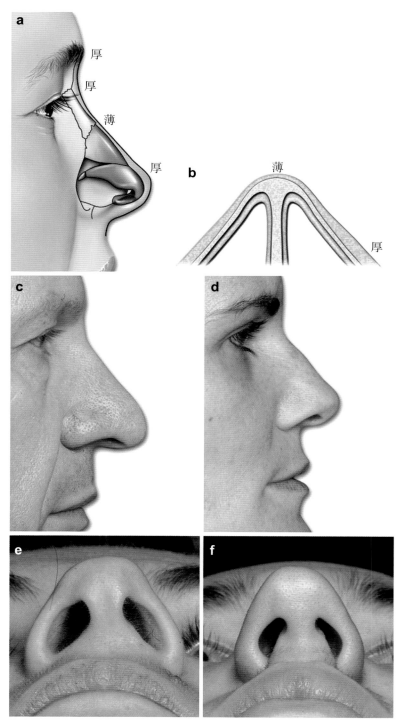

图 7.11 （a）从鼻根到鼻尖，沿着鼻背中线，在眉间和鼻根转折点处的软组织罩是比较厚的，而在鼻缝点又变薄，在鼻尖上区又再次变厚。（b）从鼻背中线到鼻底线，在鼻根和软骨性鼻背水平，皮肤厚度逐渐增加。（c）该患者富含皮脂腺的皮肤隐藏了其下方的鼻尖软骨骨骼。（d,e）与图 c 的病例情况相反，其下外侧软骨的形状和体积很容易通过皮肤进行判断。（f）该病例由于软组织罩的厚度增加而表现出鼻小柱基底肥大

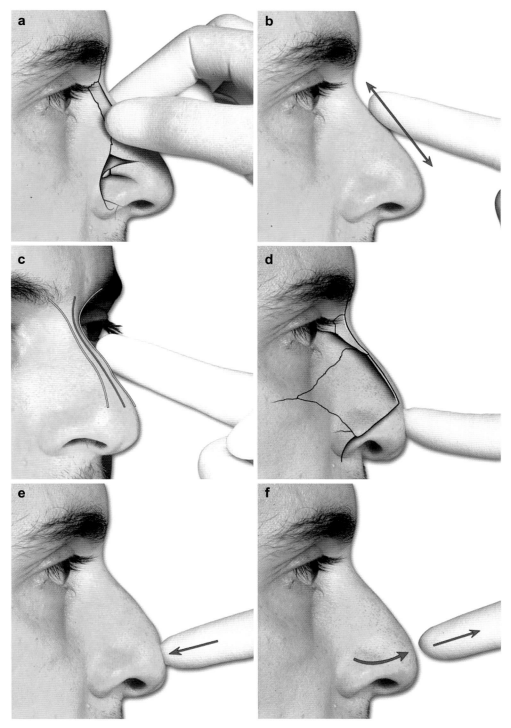

图 7.12 利用优势手的拇指和示指，检查者可以感觉到一对鼻骨的远端（**a**）；检查任何骨性或软骨性的鼻背中线或侧面是否明显不规则（**b**，**c**）；评价正常隐藏在两侧穹窿之间的鼻中隔软骨轮廓的远端（**d**），感觉软骨性鼻背和鼻尖对向后移位的阻力大小，还要观察释放压力时鼻尖恢复其正常结构的速度（**e**，**f**）

图 7.13　3 个不同临床案例的鼻根侧位视图。(**a, b**) 鼻根位于重睑线下方,接近角膜平面,太靠后下;位于前方的眉间是气腔继发形成额窦的部分。(**c, d**) 位于下方的鼻根转折点明显低于重睑线,其可能被错误地判断为位置靠后;就该病例而言,角膜平面和鼻部轮廓之间的距离没有减少。(**e, f**) 表浅的鼻上 1/3 轮廓,因鼻根转折点太靠前上而使鼻子显得过长

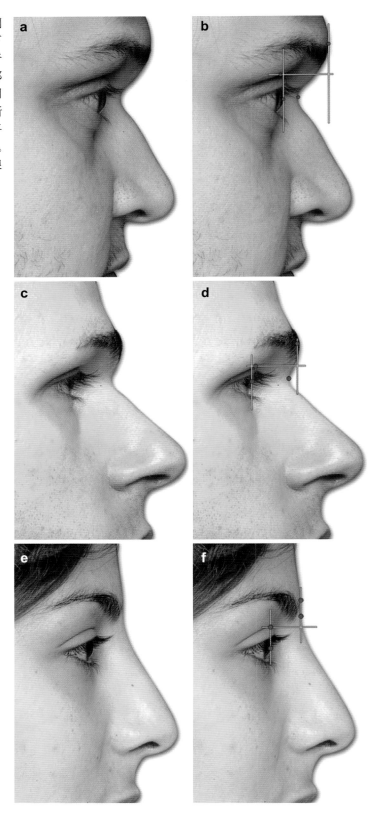

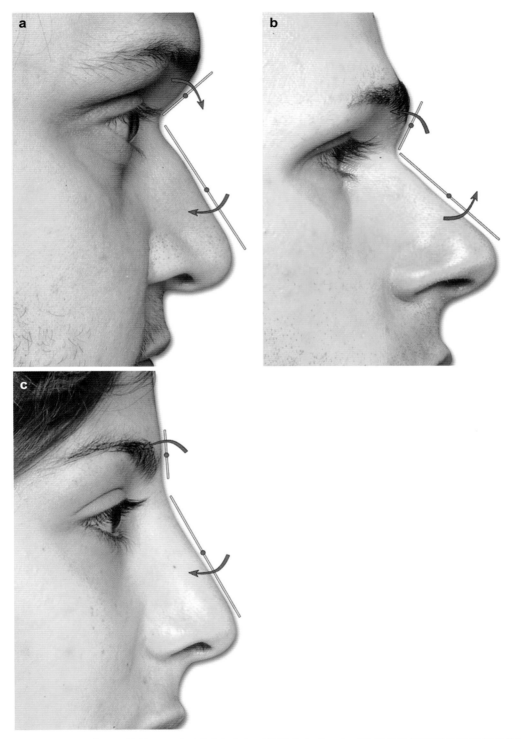

图 7.14　鼻额角的构建可以简单地通过画（或想象）两条线来完成。上面的线是从眉间到鼻根转折点轮廓的平均倾斜度，下面的线是从鼻根转折点到鼻尖上区轮廓的平均倾斜度。鼻额角的顺时针旋转（a）或逆时针旋转（b）可以产生完全不同的鼻子类型。在宽鼻额角病例，从前额到鼻子的过渡不是很明显（c）

图 7.15　骨性和软骨性鼻背支架结构的各种类型（**a ~ f**）

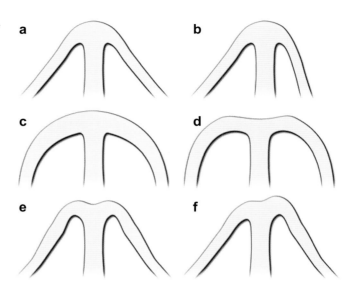

鼻尖旋转角度是在 ACJ-T 线和垂直参考线之间测量，其正常平均值在女性是 105°，在男性是 100°（图 7.17）。通过以上分析获得的数据必须加上对鼻小柱倾斜、鼻翼轮廓倾斜以及上唇的倾斜和长度的评价数据（也见 7.3）（图 7.18）。

鼻尖位置是指鼻尖沿着鼻背线的位置（图 7.19）。这项评估有助于判断鼻子的实际长度，以及其他改变鼻尖的鼻背轮廓的修正手术（缩短或延长）。

鼻尖的体积、表现点、宽度和形状被认为是鼻小叶的固有特征[4]。鼻尖的体积是指鼻小叶的大小，其主要与下外侧软骨外侧脚的形状、维度和方向有关（图 7.20a）。

鼻尖表现点与下外侧脚的最前突部分、穹窿部分和外侧脚最近部分的过渡相关。特别是在手术中，穹窿的凸面在外侧脚上变成凹面即产生了一个定义明确的鼻尖（图 7.20b）。

鼻尖宽度是指成对的穹窿之间的距离（图 7.20c）。

根据鼻尖外形的分类产生了许多与形状

相关的术语，如盒形鼻尖、球形鼻尖和夹捏鼻。在底位视图，理想的鼻尖形状类似一个三角形（图 7.20d）。

图 7.21 展示了一个盒形鼻尖畸形的病例，其仅在正位视图和底位视图比较明显，而图 7.22 展示了一个涉及整个鼻部的继发畸形，其鼻尖在文献中被定义为"夹捏鼻尖"。

鼻小柱显露即在鼻翼缘下方可见的柱状区域（图 7.23a）。鼻小柱显露最好用侧位视图进行评价和测量，其正常范围在 2 ~ 4 mm。根据 Gunter 等[5]对鼻翼和鼻小柱之间关系不同组合的分类，我们应该深入分析鼻翼和鼻小柱的概况。鼻小柱显露减少的原因有三种：鼻翼悬垂（图 7.23b）、鼻小柱退缩（图 7.23c）和两种情况并存；而鼻小柱显露增加的原因为：鼻翼退缩（图 7.23d）、鼻小柱悬垂（图 7.23e）和以上两种情况并存。在正位视图中，成对的鼻翼缘和鼻小柱的理想轮廓线应该像飞翔的海鸥那样（图 7.23f）。另一种情况与鼻翼退缩相似，呈现切迹样鼻翼缘，此时鼻翼轮廓柔和的曲线消失，形成明显的角度（图 7.24）。

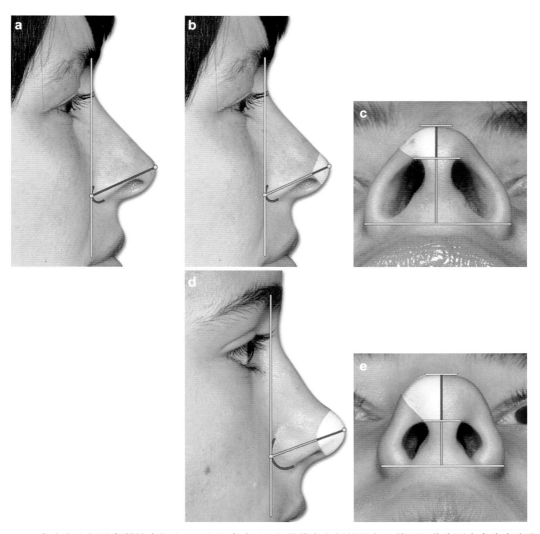

图 7.16　鼻尖突出部是鼻翼结合部（ACJ）和鼻尖（T）最前点之间的距离，其可以分为固有鼻尖突出和外在鼻尖突出。固有鼻尖突出与鼻小叶相关，而外在鼻尖突出与鼻翼和鼻小柱的长度相关（**a~c**）。该临床案例的全部鼻尖突出度主要由小叶部分维持（**d,e**）

7.3　鼻部和上唇的密切关系

在患者面前简单地改变观察角度就可以改变鼻小柱、上唇以及鼻孔显露之间的关系，也可以改变鼻尖上的光反射。

鼻部下 1/3 在体积、长度、倾斜和形状上的每一个变化都会影响我们对上唇的体积、长度、倾斜和形状的看法。相反也是一样。

在鼻尖、鼻小柱 - 鼻小叶的轮廓和长度、鼻下点或曲线、鼻翼缘轮廓、上唇轮廓及长度、上唇点之间，只要每次改变其中一个参数，视觉上相互影响的基本知识就能被简化。图 7.25 显示了改变鼻尖旋转度、上唇长度、上唇突出度和鼻下点轮廓的视觉效果。

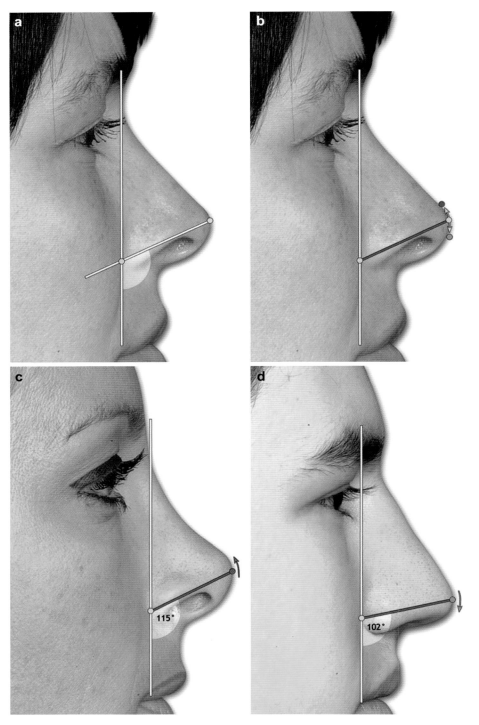

图 7.17　鼻尖旋转角度是在 ACJ–T 线和垂直参考线之间测量（ a, b ），其正常平均值在女性是 105° ，在男性是 100° 。c 图为继发鼻部畸形：鼻尖过度上旋的临床病例，d 图为在青少年男性正常旋转的鼻尖

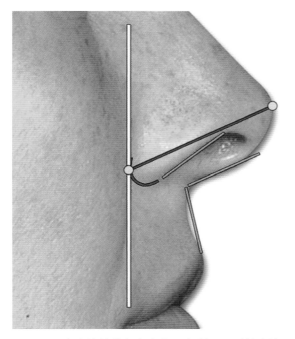

图 7.18 鼻尖旋转线与鼻小柱、鼻翼和上唇轮廓线的比较

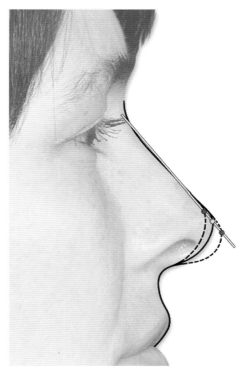

图 7.19 鼻尖位置是指鼻尖沿着鼻背线的位置

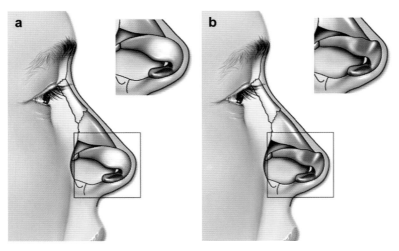

图 7.20 鼻尖的体积是指鼻小叶的大小，其主要与下外侧软骨外侧脚的形状、维度和方向有关（a）。鼻尖表现点与下外侧脚的最前突部分、穹隆部分和外侧脚最近部分的过渡相关；穹隆的凸面在外侧脚上变成凹面，即产生了一个定义明确的鼻尖（b）。鼻尖宽度是指成对的穹隆之间的距离（c）。在底位视图，理想的鼻形状类似一个三角形（d）

图 7.20 （续）

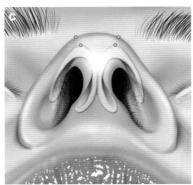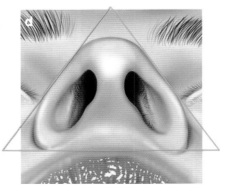

微笑时鼻部下 1/3 和上唇的移动通常至少用两个侧位视图来评价和记录。这一系列运动在不同患者间是不同的，鼻尖向下后移位，表明鼻中隔软骨的背部轮廓向下移动，而鼻翼在鼻翼沟结合部向上移动（图 7.26）。

7.4　鼻部分析列表 [3]

为了更好地分析一些鼻部参数和避免遗漏误差，John B.Tebbetts 建议使用一份列表[12]。下面的列表是一个综合鼻部分析的良好工具，应该根据直接临床检查，以及第 3 章所描述的 11 个基本视图和 5 个鼻部视图进行分析。具体可以细分为 4 个部分：鼻部整体、鼻部上 1/3、鼻部中 1/3 和鼻部下 1/3。

7.4.1　鼻部整体分析列表

- 面部是否对称?
  - □　是的
  - □　不是，因为 ...
- 在正位视图，面部形状是：
  - □　宽的
  - □　窄的
  - □　长的
  - □　短的
- 面部轮廓是：
  - □　直线的
  - □　凹面的
  - □　凸面的
- 明确鼻旁区域（梨状孔）：
  - □　正常的
  - □　发育不全的（后移的）
- 鼻子和整个面部之间是否存在空间 - 体积的平衡？
  - □　是的
  - □　不是，因为 ...
- 鼻子本身是否成比例（平衡）？
  - □　是的
  - □　不是，因为 ...
- 明确整个鼻子：
  - □　大鼻
  - □　窄鼻
  - □　长鼻
  - □　短鼻
- 鼻子是否对称 ?
  - □　是的
  - □　不是，因为 ...
- 从眉毛到穹窿区是否有两条对称的、连续的柔和曲线（鼻部"不间断"线）?

3　详见Springer Extra Materials （extras. springer.com） 第2部分。

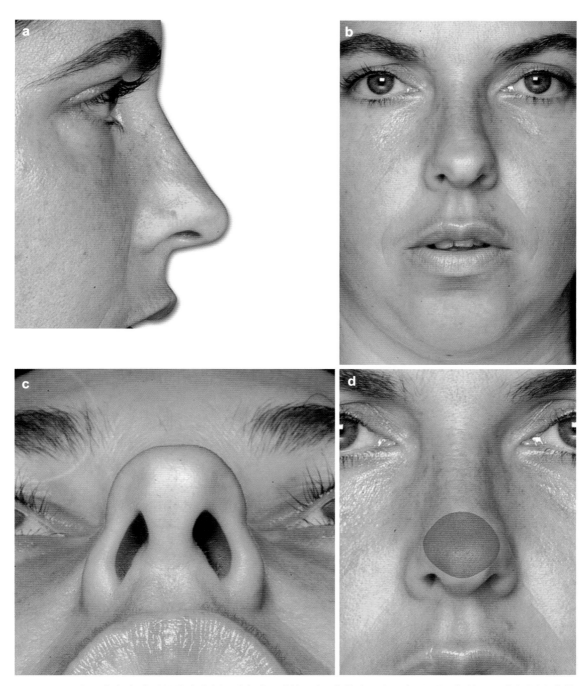

图 7.21　一个固有鼻尖畸形的临床病例。在侧位近景视图，鼻轮廓显得很好（ **a** ），但是，正位视图和底位视图（ **b, c** ）显示了一个大的鼻尖。该鼻小叶的特征是小叶的体积增加（ **d** ），缺乏表现和成角（ **e** ），穹窿间距离增加（ **f** ），即所谓的盒形（ **g** ）。全面部侧位视图使医生理解由于严重 Ⅱ 类错𬌗畸形所致的全面部不平衡（ **h** ）

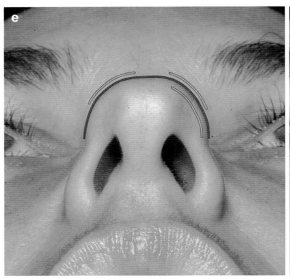

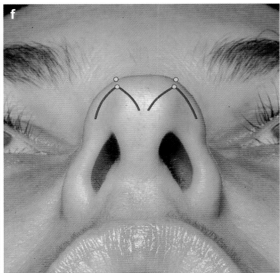

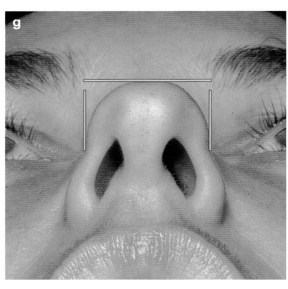

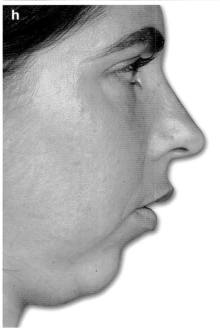

图 7.21 （续）

- ☐ 是的
- ☐ 不是，因为 ...
- 明确鼻侧面倾斜度：
  - ☐ 理想的（与面部平衡）
  - ☐ 轻度下旋
  - ☐ 下旋

- ☐ 轻度上旋
- ☐ 上旋
- 鼻翼基底宽度是否与眦间距相似？
  - ☐ 是的
  - ☐ 宽的
  - ☐ 窄的

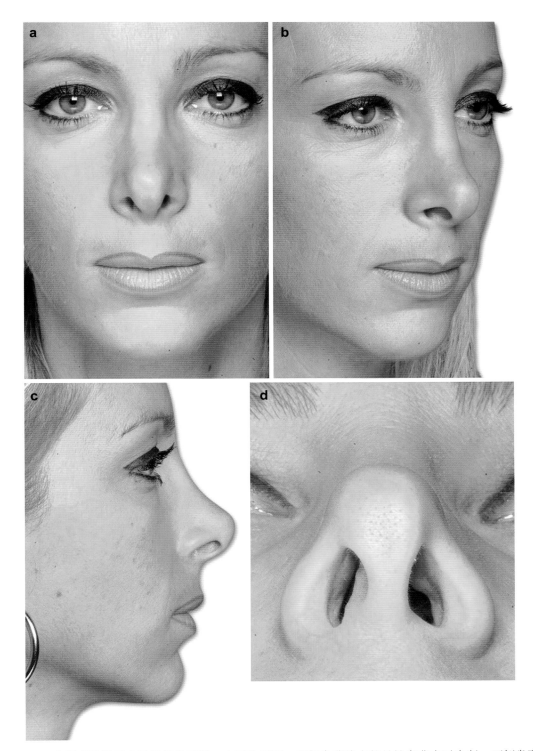

图 7.22　一个侵袭性鼻手术后的继发畸形。在正位视图，两侧鼻背线在软骨性鼻背水平中断，两侧鼻孔显露增加，两侧鼻小叶呈现夹捏畸形（ **a** ）。右侧斜位视图可证实其由于鞍形鼻背，左侧"不间断"线变形（ **b** ）。在侧位视图，可见鼻根转折点缺乏，鼻背轮廓呈过度凹形，固有鼻尖过度旋转和突出，右侧鼻翼退缩和上唇偏长（ **c** ）。底位视图证实存在鼻小叶夹捏，右侧鼻孔缩小（ **d** ）

- 在侧位视图，前额倾斜度、下颏突出度、颏下和颈区是否与鼻子平衡？
  - ☐ 是的
  - ☐ 不是，因为 ...
- 明确上唇：
  - ☐ 与鼻子平衡
  - ☐ 太长
  - ☐ 太短 ...
- 明确鼻部皮肤：
  - ☐ 油性的
  - ☐ 富含皮脂腺的
  - ☐ 薄的
  - ☐ 厚的
- 这个鼻子与以下选项中的哪个或哪些相匹配：
  - ☐ 张力鼻
  - ☐ 鹦鹉嘴畸形
  - ☐ 歪鼻
  - ☐ 鞍鼻
  - ☐ 希腊鼻
  - ☐ 夹捏鼻
  - ☐ 倒 V 畸形（详见本章结尾 7.8 ）
- 描述支撑鼻尖软骨的弹性和强度（通过触诊）：
  - ☐ 良好
  - ☐ 差的 , ...
  - ☐ 通过触诊描述获得的任何其他发现：...

- ☐ 浅的
- ☐ 深的
- 在水平面明确眉间（印堂）：
  - ☐ 正常
  - ☐ 太靠前面（由于额窦气腔形成）
  - ☐ 浅的
  - ☐ 深的
- 明确角膜平面前后位置：
  - ☐ 正常
  - ☐ 太靠前面（眼球突出）
  - ☐ 太靠后面（眼球内陷）
- 在垂直平面明确鼻根转折点：
  - ☐ 正常
  - ☐ 太高
  - ☐ 太低
- 在鼻骨水平明确鼻背宽度：
  - ☐ 正常
  - ☐ 太宽
  - ☐ 太窄
  - ☐ 向右 / 左侧偏斜
  - ☐ 在右 / 左侧的侧面驼峰
  - ☐ 双侧侧面驼峰（双鼻梁）
- 在鼻骨上明确侧面轮廓：
  - ☐ 直的
  - ☐ 轻度凹面
  - ☐ 轻度凸面
  - ☐ 骨性驼峰
  - ☐ 骨性鞍鼻

7.4.2 鼻部上 1/3 分析列表

- 明确鼻根宽度：
  - ☐ 正常
  - ☐ 太宽
  - ☐ 太窄
- 在水平面明确鼻根转折点：
  - ☐ 正常
  - ☐ 太靠前面（缺乏）

7.4.3 鼻部中 1/3 分析列表

- 明确中 1/3 鼻基底：
  - ☐ 平衡
  - ☐ 太宽
  - ☐ 太窄
- 明确中 1/3 鼻背：
  - ☐ 理想的
  - ☐ 太宽

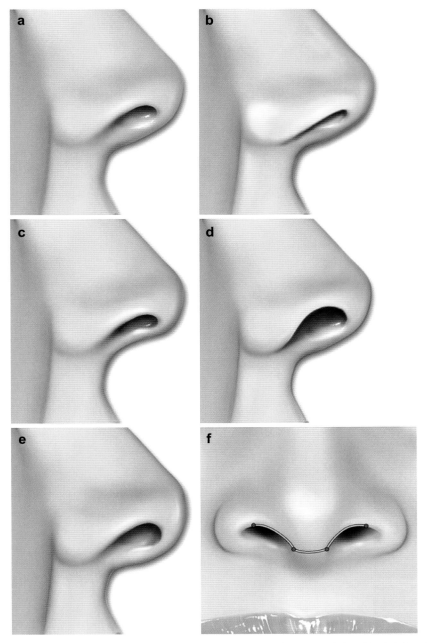

图 7.23　鼻小柱显露即在鼻翼缘下方可以看见的柱状区域（**a**）。鼻小柱显露减少的原因有三种：鼻翼悬垂（**b**）、鼻小柱退缩（**c**）或这两种情况并存；而鼻小柱显露增加的原因为：鼻翼退缩（**d**）、鼻小柱悬垂（**e**）或这两种情况并存。在正位视图，成对的鼻翼缘和鼻小柱的理想轮廓线应该像飞翔的海鸥那样（**f**）

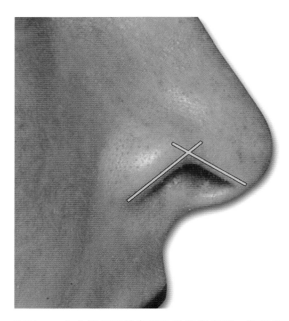

7.24　一个右侧切迹样鼻翼缘的临床病例。鼻翼轮廓柔和的曲线消失，形成明显的角度

- □　太窄
- □　向右 / 左侧偏斜
- □　在右 / 左侧的侧面驼峰
- □　双侧侧面驼峰（双鼻梁）
- 明确软骨性鼻背的轮廓：
  - □　直的
  - □　轻度凹面
  - □　轻度凸面
  - □　软骨性驼峰
  - □　软骨性鞍鼻

7.4.4　鼻部下 1/3 分析列表

- 明确鼻尖突出度：
  - □　理想的
  - □　轻度突出度不足
  - □　突出度不足
  - □　轻度突出度过多
  - □　突出度过多

- 明确鼻尖旋转度：
  - □　正常
  - □　轻度下旋
  - □　下旋
  - □　轻度上旋
  - □　上旋
- 明确鼻尖形状（利用底位视图）：
  - □　三角形的
  - □　盒形的
  - □　宽的
  - □　分裂的
  - □　夹捏的
  - □　向右 / 左偏斜
  - □　不对称 …
- 明确鼻翼软骨 - 穹窿间距离：
  - □　正常的
  - □　理想的
  - □　宽的
  - □　窄的
  - □　不对称 …
- 明确鼻翼软骨 - 外侧脚宽度：
  - □　正常的
  - □　大的
  - □　小的
- 明确鼻翼软骨 - 外侧脚旋转度：
  - □　正常的
  - □　头侧旋转
  - □　尾侧旋转
- 明确鼻翼软骨 - 外侧脚形状：
  - □　正常的
  - □　畸形的 …
  - □　不对称的 …
  - □　右 / 左侧差异 …
- 在正位视图明确鼻孔显露：
  - □　正常的
  - □　过多的
  - □　减少的
- 明确鼻翼缘：
  - □　厚的

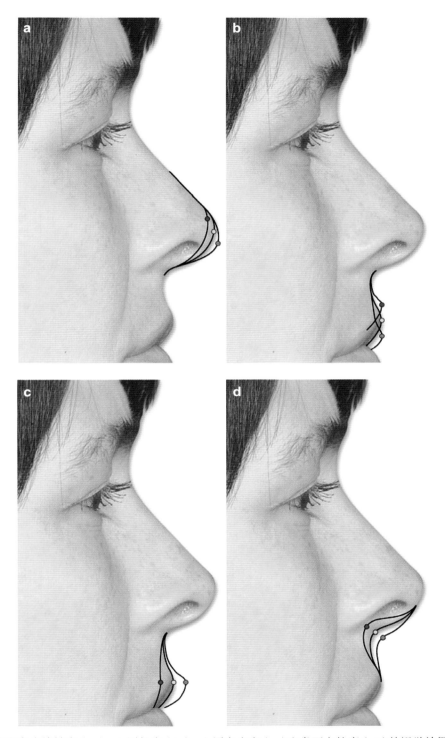

图 7.25　改变鼻尖旋转度（ a ）、上唇长度（ b ）、上唇突出度（ c ）和鼻下点轮廓（ d ）的视觉效果

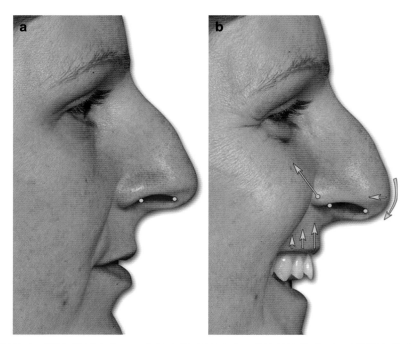

图7.26　微笑行为在面部和鼻子产生了一个特定模式的运动。从放松姿势（**a**）到微笑姿势（**b**），鼻小叶的特征性下移与鼻翼在鼻翼沟结合部的上升相联系

- □　薄的
- □　塌陷的
- □　夹捏的
- 鼻翼缘是否对称?
  - □　是的
  - □　不是，因为 ...
- 明确右侧鼻翼缘弓:
  - □　正常的
  - □　悬垂的
  - □　后缩的
  - □　切迹的
- 明确左侧鼻翼缘弓:
  - □　正常的
  - □　悬垂的
  - □　后缩的
  - □　切迹的
- 在侧位视图明确鼻小柱显露:
  - □　理想的
  - □　悬垂的

- □　后缩的
- 明确鼻小柱 - 小叶角:
  - □　理想的
  - □　增加的
  - □　减小的
  - □　位置太靠前
  - □　位置太靠后
- 明确鼻小柱长度:
  - □　正常的
  - □　长的
  - □　短的
- 明确鼻小柱 / 鼻小叶比:
  - □　正常的
  - □　过多的（长的鼻小柱和短的鼻小叶）
  - □　减小的（短的鼻小柱和长的鼻小叶）
- 明确鼻小柱宽度:
  - □　正常的
  - □　宽的
  - □　窄的

- 明确内侧脚基部张开度（鼻小柱基底）：
  - ☐ 正常的
  - ☐ 太宽的
  - ☐ 太窄的
  - ☐ 不对称的 …
- 在底位视图明确鼻孔形状及方向：
  - ☐ 正常的
  - ☐ 太垂直
  - ☐ 太水平
  - ☐ 不对称的 …
- 明确鼻翼基底宽度：
  - ☐ 正常的
  - ☐ 宽的
  - ☐ 窄的
- 明确鼻中隔尾侧 - 鼻棘复合体：
  - ☐ 正常的
  - ☐ 发育过度的
  - ☐ 未充分发育的（后缩的）
  - ☐ 向右 / 左偏斜
- 明确降鼻中隔肌对鼻尖的作用：
  - ☐ 正常的
  - ☐ 过度的

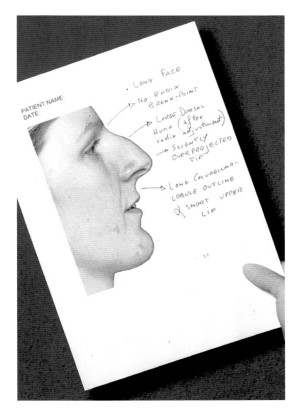

图 7.27 直接在摄影表单上记录书面分析的一个例子

7.5 鼻部分析表单

创建清晰明了的书面鼻部美学综合测评有三种方法：

第一种，利用事先制作好的标准化表格，就如同上文展示的列表。使用这一工具的好处是：一，确保不会遗漏任何步骤；二，为了方便以后使用，用相同的具有可比性的方法收集每一个患者的数据。该方法不需要打印机和有相关软件的电脑。

第二种，需要在大纸张上打印主要的摄影视图，以便在每一个照片周围留出足够的额外空间来书写观察值（图 7.27）。其目的是将患者的摄影图像与观察记录紧密联系起来。

第三种，是前两种方法的完整结合。它提供了在预制的电子表单上应用临床图像的可能性，因此每一个患者都可以得到个性化的带有打印图像的表单。

7.6 头影测量法鼻部分析

Byrd 与 Hobar 测量法

1993 年，H.Steve Byrd 和 P. Craig Hobar 发表了一种实用的鼻整形分析法[2-3]。其主要目的是从美学的角度阐述比例协调的鼻长度、鼻尖突出度和鼻根突出度与患者面部高度之间的关系。可以直接在患者身上进行测量，但更好的方法是利用与真人相同比例的正位和侧位视图照片。

Byrd 和 Hobar 方法的主要步骤如下：

- 检查咬合关系。用口内检查和一般检查的方法排除潜在的牙颌面畸形，例如上颌骨后退和下颌骨后退或前突，其需要扩展分析方法。
- 识别软组织眉间点（Gs）、鼻翼基底平面（ABP）、软组织颏下点（Mes）、口裂点（S）、鼻翼折痕结合部（ACJ）、角膜平面（CP）、上睑皱襞（SPF）、鼻根点（R）和鼻尖点（T）。图 7.28 展示了所有这些解剖和构造标志。
- 测量中面部高度（MFH）和下面部高度（LFH）。前者是从眉间点（Gs）到鼻翼基底平面（ABP）的直线距离，后者是从鼻翼基底平面（ABP）到软组织颏下点（Mes）的直线距离（图 7.28a,b）。在垂直水平的面部，下面部高度与中面部高度相等或长 3 mm（图 7.28b）。
- 测量颏的垂直高度（SMes）。其是从口裂点（S）到软组织颏下点（Mes）的距离（图 7.28b）。
- 测量实际鼻长度（RT）（图 7.28a, b）。
- 用两种不同的方法计算和描绘理想鼻长度（RTi）：RTi=0.67×MFH 或 RTi=SMes。
- 在这两种测量结果中选择与实际鼻长度（RT）接近者。
- 测量实际鼻尖突出度（ACJ–T）（图 7.28c）。

- 计算理想鼻尖突出度，从理想鼻长度得到：理想鼻尖突出度 =RTi×0.67。
- 测量实际鼻根突出度，即从角膜平面到鼻根平面的距离（CP–RP）（图 7.28c）。
- 计算理想鼻根突出度，即从理想鼻长度得到：理想鼻根突出度 = RTi×0.28。其范围是 9～14 mm。
- 在侧位视图中可以用理想的鼻根突出度、理想的鼻尖突出度和理想的鼻长度来描绘理想的鼻根点和鼻尖点。用这种方法可以想象理想鼻子的"边界"。
- 取得患者同意后就可以规划理想的鼻背轮廓。正如作者所述，变化包括轻度的鼻背凸面，鼻根与鼻尖间的直线形鼻背，其比鼻尖低 1～2 mm，形成一个向上转折的上翘鼻尖。在同一篇文章中，作者进一步提出了下颏突出度的评价 [2-3]。

7.7 鼻气道的评估

外鼻的美学分析必须与完整的鼻部既往病史和经前鼻镜检查发现的鼻气道问题联系起来（见 13.6）。一个有趣的现象是：美学分析时发现的很多外鼻细节都是潜在的鼻气道阻塞的征象，例如歪鼻或鞍鼻、鼻骨偏斜、鼻翼夹捏、鼻中隔尾部偏斜、鼻小柱基

图 7.28 Byrd 和 Hobar 方法在正位视图（**a**）和侧位视图（**b, c**）中运用到的标志。Gs，软组织眉间点（soft tissue glabella），位于前额下部，是临床上可见的常见解剖中线点；在鼻额结合部前方，是额骨曲线上最突出的点。ABP，鼻翼基底平面（alar base plane），其贯穿鼻翼基底部并作为中面部和下面部的分界线。S，口裂点（stomion），是上、下红唇结合处的中线点。Mes，软组织颏下点（soft tissue menton），是颏下边界中线上的最低点。ACJ，鼻翼折痕结合部（alar crease junction），在侧位视图中，它是由鼻翼折痕所形成的曲线的最后点；是用于测量鼻尖突出度的标志。CP，角膜平面（corneal plane），是侧位视图上角膜表面的切线平面；是用于测量鼻根突出度的标志。SPF，上睑皱襞（superior palpebral fold），是鼻背中线上识别鼻根点（radix，R）的垂直参考线（鼻根点这一名词的创建可能是为了区别现有的鼻根转折点）。T，鼻尖点（tip），是位于鼻尖上两侧鼻翼软骨穹窿顶水平连线的中点

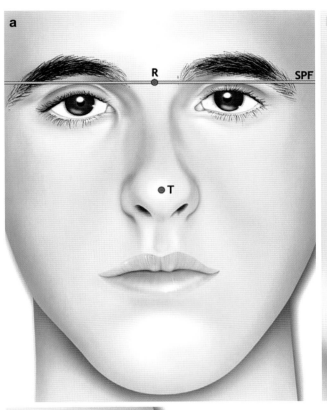

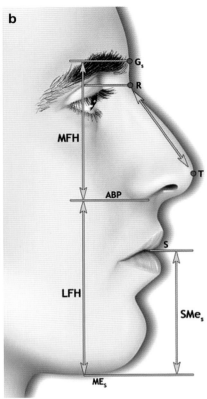

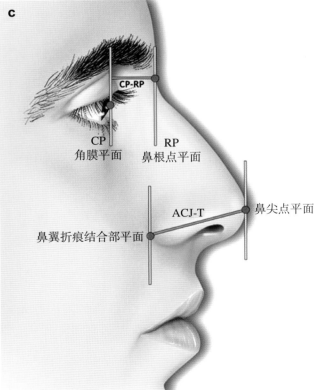

底增宽、鼻尖支撑丧失、鼻尖过度下旋、鼻部皮肤瘢痕、上颌骨发育不全、长脸等。

即使准备进行鼻整形的患者向医生保证他的鼻子呼吸良好，我们也应尽力在术前找出导致鼻阻塞的结构性原因。

7.8 鼻部分析推荐术语 [4]

本章所用的很多鼻部术语来自达拉斯鼻整形研讨会上发布的标准化鼻外科术语。鼻整形医生的完整术语词汇表已于 2002 年由 Rohrich 等 [10] 出版，也可以在德克萨斯大学西南医院的网站上 [7] 查到。下面所列术语是用于鼻部分析的基本术语。

- 鼻翼小软骨：外侧脚末端和梨状孔边缘之间的一些小块软骨。
- 鼻翼：即鼻孔外侧壁，其从鼻尖向外延伸与上唇结合。
- 鼻翼折痕结合部：侧位视图中由鼻翼折痕所形成的曲线的最后点。
- 鼻翼基底宽度：两侧鼻翼 - 颊结合部之间的宽度。
- 鼻翼沟：位于鼻尖到鼻翼之间斜向外上方的皮肤凹陷，当外侧脚离开鼻翼偏向头侧时，其与外侧脚的尾侧缘相伴随，并从鼻翼增厚处分隔开鼻尖；在颊 - 唇结合部上方与面部连接。
- 解剖穹窿：内侧脚与外侧脚的结合部。
- 鼻前棘：梨状孔下缘的中央骨性棘突。
- 鼻中隔尾端：四边形软骨的游离下缘。
- 尾端：涉及鼻部时与"下方"的意义相同。
- 头端：涉及鼻部时与"上方"的意义相同。
- 临床穹窿：鼻翼软骨最向前突出的部分。

穹窿表面的突出部分即鼻尖表现点。

- 鼻小柱：在鼻基底分离鼻孔的柱状结构。其后部即鼻小柱基底，通常较宽。
- 鼻小柱 - 上唇角：鼻小柱与上唇的弯曲结合部。也见鼻下点和鼻唇角。
- 角膜平面：角膜表面的正切平面。
- 鹰钩鼻：鼻背轮廓线的中断或偏离，给人以弯曲的或不规则的外观。
- 歪鼻：与面部直线垂直方向不同的鼻子。
- 鼻背驼峰：鼻背部轮廓的明显凸起，由软骨性骨架和骨性骨架或两者共同维系。
- 鼻背：鼻子上 2/3 的两个外侧面在中线的结合处。
- 小平面：见软三角。
- 眉间点（软组织眉间点）：在前额的中线矢状面的最前突点 [9]。受额窦气腔形成的影响，在前后位置变化较大。
- "希腊鼻"（"Greek nose"）：一种特殊的鼻轮廓，前额和鼻背几乎在一条线上，鼻额角几乎是 180°。鼻根转折点过度前突以致很难识别。
- 鼻尖下小叶：在鼻尖表现点和鼻小柱 - 小叶角之间的叶状部分。
- 倒 V 畸形：包括中鼻拱的继发畸形，其鼻骨的尾侧缘清晰可见。其原因是上外侧软骨的支持不充分和（或）不适当的鼻骨截骨术 [1]。
- 键石区：筛骨垂直板与鼻中隔软骨在鼻背的连接处。
- 鼻翼软骨：位于鼻部下方的一对软骨，包括内侧脚、中间脚和外侧脚。
- 鼻基底线：皮肤上微斜的线，构成鼻椎的外侧边界。鼻基底线上起于内眦附近，止于鼻翼折痕结合部。
- 鼻小叶：位于鼻部尾端，其边界为：后下方是前鼻孔缘，上方是鼻尖上区，外侧是鼻翼沟。
- 鼻椎：鼻子的骨性部分，由两侧的鼻骨和上颌骨额突构成。

---

[4] 参见 Springer Extra Materials（extras.springer.com）第 3 部分。

- 鼻中隔：将鼻通道分为两个独特隧道的垂直壁。其由骨性（筛骨垂直板、梨骨、上颌骨鼻棘）、软骨性（鼻中隔软骨）和膜性部分组成。
- 鼻"不间断"线（nasal "unbroken" line）：斜位视图中鼻椎的轮廓线。在迷人的鼻子，这条线从眶上嵴优雅地向下延伸到鼻背再到鼻尖。
- 鼻额角：前额和鼻背之间的夹角，在侧面最容易看到。
- 鼻唇角：在侧位视图可见，由从鼻孔最前点到最后点的连线与面部垂直平面相交构成。理想角度在男性为 90°～95°，在女性为 95°～100°[10]。其他学者认为：鼻唇角由鼻小柱点 - 鼻下点连线与鼻下点 - 上唇点连线相交构成，理想角度是 90°～120°，男性较锐，而女性较钝。
- 鼻坎：构成鼻孔基底的皮肤区域。
- 夹捏鼻（夹捏鼻尖）：一种鼻尖畸形，继发于先天或后天的外侧脚支撑丧失，导致鼻翼缘塌陷[6]。
- 梨状孔：鼻腔的梨形外侧骨性开口。
- 鹦鹉嘴鼻畸形：指手术后鼻尖上区饱满的继发畸形，其鼻尖 - 鼻尖上区关系异常[1]。
- 鼻根：位于眉间下方鼻背和额骨之间的区域。鼻根转折点是指在侧位视图上这一结合部的最后点。
- 鼻缝点：两侧鼻骨结合的最尾侧点[8]。
- 鞍鼻：鼻背轮廓呈现明显的凹面。由软骨性支架和骨性支架或两者共同维系。
- 软三角（或小平面，facet）：在鼻翼缘与内侧脚和外侧脚结合部的弧形尾侧缘之间薄的皮肤皱襞。
- 鼻下点：鼻小柱与上唇在中切面融合的点[9]。其变化较大，与尾侧中隔突出和鼻棘形态有关。
- 鼻尖上区：鼻尖上、鼻背下的区域。
- 张力鼻（突出 - 狭窄鼻椎综合征）：一种

特殊的鼻畸形，其外鼻椎异常突出。鼻子的长度和高度通常大于正常。鼻根转折点较浅，而鼻唇角增大[8]。
- 鼻尖：鼻小叶的顶点，但经常代指鼻小叶。
- 鼻尖表现点：在鼻尖光反射最突出的区域。
- 鼻尖突出度：从鼻尖的最前点到鼻 - 颊结合部最后点之间距离的水平部分。
- 鼻尖旋转度：从鼻翼折痕的垂直线到鼻尖，由鼻尖所旋转的角度决定。其正常值为女性 105°，男性 100°[4]。
- 鼻背软骨（或三角软骨）：位于鼻部头侧的一对三角形软骨，从鼻背向外侧延伸构成鼻中 1/3 的外侧壁。
- 弱三角（或倒三角）：双侧穹窿近头端的区域，在此区域鼻翼软骨的头侧缘相互分离，向上外方向走行。

参考文献

[1] Becker DG (2002) Complications of rhinoplasty. In: Papel ID (ed) Facial plastic and reconstructive sur-gery, 2nd edn. Thieme, New York, pp 452-460.

[2] Byrd HS, Hobar PC (1993) Rhinoplasty: a practical guide for surgical planning. Plast Reconstr Surg 91:642-654.

[3] Byrd HS, Burt JD (2002) Dimensional approach to rhinoplasty: perfecting the esthetic balance between the nose and chin. In: Gunter JP, Rohrich RJ, Adams WP (eds) Dallas rhinoplasty. Nasal surgery by the master. Quality Medical Publishing, St. Louis.

[4] Daniel RK (2002) Rhinoplasty. An atlas of surgical techniques. Springer, New York.

[5] Gunter JP, Rohrich RJ, Friedman RM (1996) Classifi cation and correction of alar-columellar dis-crepancies in rhinoplasty. Plast Reconstr

Surg 97:643-648.

[6] Gunter JP, Rohrich RJ, Hackney FL (2002) Correction of the pinched nasal tip with alar spreader grafts. In: Gunter JP, Rohrich RJ, Adams WP (eds) Dallas rhino-plasty. Nasal surgery by the master. Quality Medical Publishing, St. Louis.

[7] http://rhinoplastyinfocentral. com/rhinoplasty_glossary_dictionary.htm Accessed 3 March, 2012.

[8] Huizing EH, de Groot JAM (2003) Functional recon-structive nasal surgery. Thieme, Stuttgart

[9] Jacobson A, Vlachos C (1995) Soft-tissue evaluation. In: Jacobson A (ed) Radiographic cephalometry. From basics to videoimaging. Quintessence Publishing, Chicago, pp 239-253

[10] Rohrich RJ, Muzaffar AR, Oneal RM (2002) Preferred anatomic terms for rhinoplasty. In: Gunter JP, Rohrich RJ, Adams WP (eds) Dallas rhinoplasty. Nasal sur-gery by the master. Quality Medical Publishing, St. Louis.

[11] Sheen JH (1978) Aesthetic rhinoplasty. Mosby, St. Louis, p 51.

[12] Tebbetts JB (1998) Primary rhinoplasty. A new approach to the logic and technique. Mosby, St. Louis, pp 50-51.

第8章 唇部、牙齿、颏部和微笑分析

分析面部下 1/3 时，应考虑以下三个方面：

- 患者面部审美的主要关注点通常与口周区域相关。
- 嘴唇、牙齿和下巴是不同专家的关注点所在，使得用系统方法进行诊断和治疗计划的需求日益增加。
- 面部下 1/3 的资料记录和分析应该包括微笑行为。

8.1 牙齿咬合的基础评估

由于牙齿结构在支撑和塑造面部下 1/3 中具有重要作用，所以就要了解牙齿咬合的基本要素。在对面部下 1/3 进行直接检查时，作为一种常规方式，要注意上下牙弓的矢状、冠状和横断关系，以及牙齿的异常形态、缺失和拥挤。图 8.1 所示为最理想的牙齿咬合的牙模型[3-4]。

图 8.2 所示为切牙间（牙覆盖，overjet）三种基本的矢状关系。在理想的牙覆盖病例（图 8.2a），上切牙在下切牙之前，其间很少或没有间隙。牙覆盖增加（increased overjet）的病例（图 8.2b），其牙齿间的水平距离过大；而前牙反覆盖（reverse overjet）的病例（图 8.2c），其下切牙在上切牙之前。

牙弓间的矢状关系可以分为三类。Ⅰ类表现为上、下牙弓间理想的前后关系（图 8.3a）。Ⅱ类表现为上牙弓太靠前和（或）下

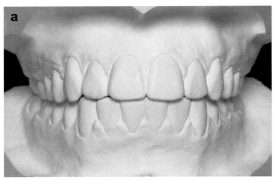

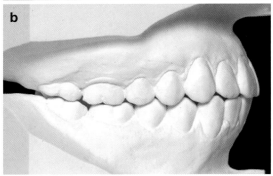

图 8.1　具有最理想的牙齿咬合患者的牙齿模型正位视图（**a**）和右侧位视图（**b**）。注意上牙弓比下牙弓宽，毗邻的牙齿间无牙间隙（**diastema**），上、下牙弓间也没有间隙（正常牙齿覆盖、覆𬌗，无开𬌗），上切牙在下切牙前（正常覆盖，normal overjet），上、下牙弓中线一致，无牙齿旋转和异常牙齿倾斜

牙弓太靠后（图 8.3b）。Ⅲ类表现为上牙弓太靠后和（或）下牙弓太靠前（图 8.3c）。

图 8.4 所示为上、下切牙间（牙覆𬌗，overbite）三种基本的垂直关系。在理想的牙覆𬌗病例，上切牙在下切牙之前，其间有限地重叠 1～2 mm（图 8.4a）。深覆𬌗（over bite）病例（图 8.4b）牙齿间过度重叠，而开𬌗（open bite）病例（图 8.4c）牙齿间存在垂直分离。

评价咬合的横向关系要考虑牙弓间的中线偏斜、相对牙齿间的交叉咬合和（或）咬合平面的倾斜（图 8.5）。

检查者的一个重要任务是将口内检查发现与患者的外部容貌相联系，以明确牙齿咬合对面部美学的影响。特别是牙齿对嘴唇和颊部的长期支撑作用也要考虑。随着年龄的增长，皮肤软组织美学会逐渐更加依赖排列良好的、适当倾斜的前牙和周围牙槽骨的骨性支撑（图 8.6）。

图 8.2　图示为切牙间（牙覆盖）三种基本的矢状关系。在理想的牙覆盖病例（**a**），上切牙在下切牙之前，其间很少或没有间隙。牙覆盖增加（**b**）的病例牙齿间有过多的水平距离，而前牙反覆盖的病例（**c**）下切牙在上切牙之前

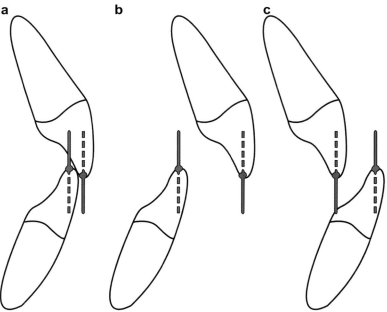

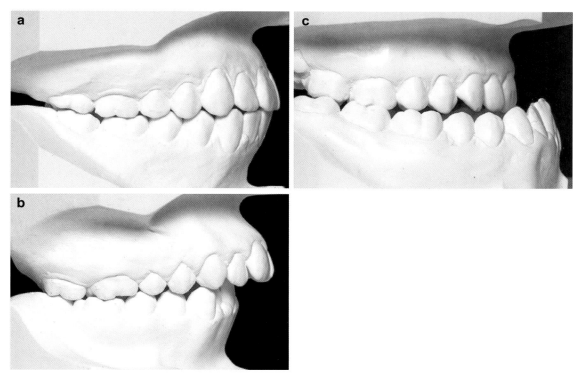

图 8.3 牙齿咬合的矢状分类。Ⅰ类：上、下牙弓间理想的前后关系（a）；Ⅱ类：上牙弓太靠前和（或）下牙弓太靠后（b）；Ⅲ类：表现为上牙弓太靠后和（或）下牙弓太靠前（c）

图 8.4 上、下切牙间的垂直关系。在理想的牙覆𬌗病例，切牙间有限地重叠 1~2 mm（a）。深覆𬌗病例切牙间过度重叠（b）。开𬌗病例切牙边缘间垂直距离过大（c）

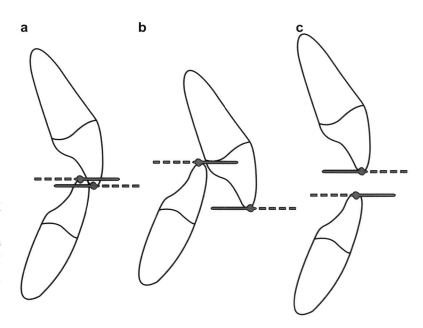

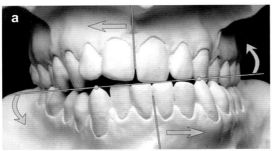

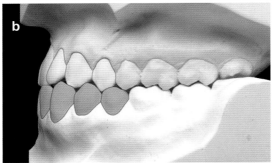

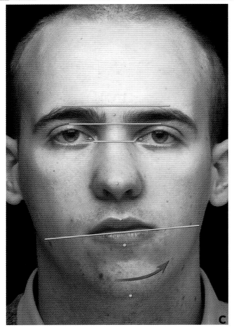

图 8.5　错𬌗畸形伴下颌向左侧偏斜，咬合平面倾斜（a），某些牙齿的反𬌗（b）与面部不对称和唇联合倾斜有关（c）

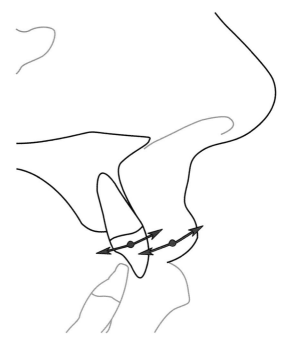

图 8.6　描摹图显示了上切牙的倾斜度和上唇位置的密切关系

8.2　上前牙的评估

所有患者都应该特别注意上前牙，尽管它们在患者的优先列表中并没有被提及。由于其在整个面部美学中的作用非常重要，所以需要增加许多定性分析与定量分析的细节来帮助设计治疗方案。上前牙包括 4 个切牙（门齿）、2 个尖牙（犬齿）和 4 个前磨牙（小臼齿）；这些牙齿参与了微笑时（露出牙齿）的绝大部分。必须对这些牙齿的形状、颜色、排列和对称性，以及其牙龈缘的结构和颜色进行评价。图 8.7 显示了匀称整齐的上前牙的细节。

评价上前牙相对于面部侧貌的前后突度是最困难的且重要的众多评价指标之一。正畸文献称其为"齿前界限（anterior limit of

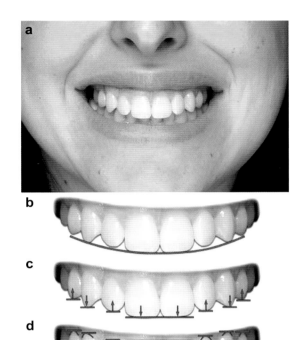

图 8.7　匀称整齐的上前牙牙列微笑观（**a**）。应该注意：咬合缘的轮廓形成一条柔和的曲线（**b**），毗邻牙冠上缘垂直位置不同（**c**），龈缘的形状和位置也不同（**d**）

dentition）"。临床摄影时，必须将静止时的全面部侧位视图与姿势性微笑时的侧位视图相比较。图 8.8 所示为 3 个不同的临床病例上切牙前突度的评价。

上切牙有两个特殊的美学问题，分别是正中牙间隙（midline diastema）和黑三角（black triangle）。正中牙间隙指的是两个上切牙之间的空隙（图 8.9b），而所谓的黑三角是指由于上颌第一切牙近中倾斜（mesial inclination）过度而形成的底向上的三角形间隙（图 8.9c）。对于这两类病例，医生和患者都认为牙齿间的暗影是一个美学问题。

切牙的空间位置和倾斜度将在第 9 章 9.6 中进一步讨论。

8.3　唇部的评估

评估唇部的首要问题是获得患者唇部真正放松时的体位。当回顾一个临床病例的整套照片时，会发现唇部的位置不恒定很常见，通常在摄影开始时，唇部从紧闭状态变为更松弛的状态（习惯性的），即在上、下唇之间有或多或少的空隙（图 8.10）。当患者存在唇间空隙并有口呼吸的习惯时，应该怀疑是否有部分鼻阻塞。

图 8.11 所示为 1 例患者因下颌骨发育不足导致牙覆盖增加，在休息位时唇部无法闭合而出现唇闭合不全（lip incompetence）。在这些病例中，若要保持完美的唇部闭合状态需要随意肌收缩，导致唇部轮廓曲线扁平。

迷人女性的唇部特点

了解年轻、"健康"和迷人的女性唇部模型，有助于我们理解固有唇部问题的作用和影响，以及与牙颌面畸形、老化过程或急性口唇创伤的相互关系；同时也可以帮助我们定义年轻、"健康"和迷人的男性唇部。

图 8.12 和图 8.13 所示为唇部模型的正位视图和侧位视图，以及口周区域的推荐解剖术语。迷人女性唇部的特征总结如下：

- 口裂宽度或两侧唇联合间的距离，可以采用带尺的休息位唇部近景视图进行测量。其对面部美学非常重要，几乎不能用外科手术修正。特别是口裂宽度减小极大地影响了面部下 1/3 的审美（图 8.14）。Farkas[5] 测量了一组迷人的年轻成年北美高加索女性的口裂宽度，显示其平均值为 50.9 mm。
- 当患者处于休息位时，鼻唇沟几乎无法察觉。
- 人中嵴的皮肤线性凸起、丘比特弓和上

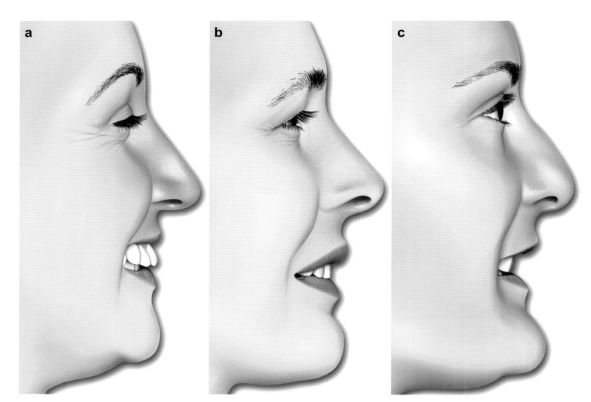

图 8.8 微笑时全面部侧位视图。3 个临床病例的上前牙相对于面部侧貌的矢状突度：过度的（**a**）、理想的（**b**）和减少的（**c**）

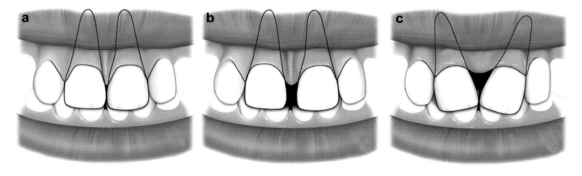

图 8.9 上切牙及其他牙齿间最令人满意的美学关系，需要两个平行的牙弓结构间相当密切的接触（**a**）。上中切牙间的中线暗影即正中牙间隙（**b**）或"黑三角"（**c**）

下唇辊的轮廓分明。

- 下唇的唇红面积和体积超过上唇。
- 在侧位视图中，最前面的下唇点（下唇缘）位于上唇点（上唇缘）的稍前方。

- 从鼻下点到上唇点的上唇轮廓，形成一个向前突出的、柔和的凹面曲线，而不是垂直或向后。
- 从鼻尖到软组织颏下点有一系列柔和的

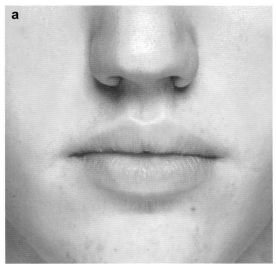

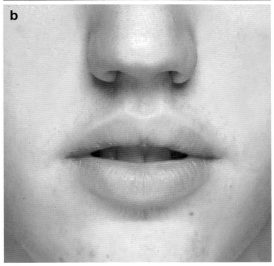

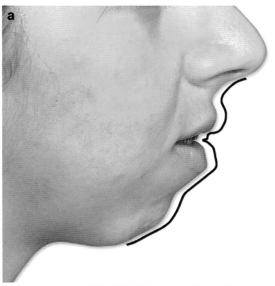

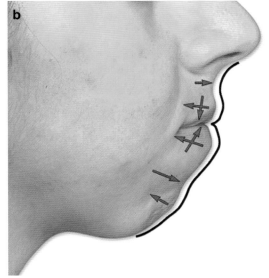

图 8.10 这两幅照片以相同的坐姿按序拍摄，未要求患者采取某种特别的唇部位置。患者依靠某些肌肉收缩维持唇部的闭合状态，保持了几秒钟后（ a ），他又恢复了唇部的习惯性放松位置，唇间接触消失（ b ）

图 8.11 图示患者由于下颌骨发育不足导致牙覆盖增加，在休息位时唇部无法闭合而出现唇闭合不全（ a ）。在这些病例中，若要保持完美的唇部闭合状态需要随意肌收缩，而使得唇部轮廓曲线扁平（ b ）

曲线，没有直线特征，在口裂点形成一个独特的、轮廓分明的角（图 8.13 ）。

- Ricketts E- 线，即连接鼻尖和软组织颏前点的参考线，在上唇前 4 mm 和下唇前 2 mm 穿过[6]。

相比之下，迷人的男性唇部的主要区别

为：

- 上唇较高且很少前倾。唇红部分的高度与皮肤部分相比是减少的。

- 从鼻尖到软组织颏下点的轮廓不是柔和的曲线，而是存在成角，特别是从下唇到下颏的一段（唇颏沟）轮廓分明。

图 8.12 年轻、"健康"、迷人的女性唇部正位视图（**a**、**b**）。口周软组织的决定因素（**b**）：1.鼻唇沟；2.人中嵴；3.人中；4.丘比特弓；5.唇白辊；6.上唇红（其中央较突出部分也称上唇结节）；7.下唇红；8.唇颏沟；9.唇联合（两侧唇联合间的距离称为口裂宽度）

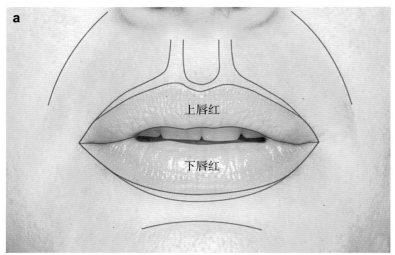

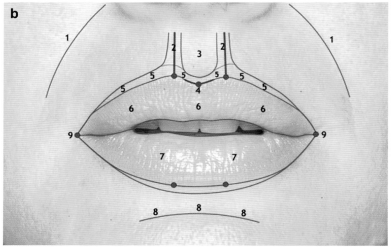

- 唇部和 Ricketts E- 线间的距离较大且轮廓扁平。

8.4 微笑分析

　　微笑可以是姿势性的，也可以是自发的。两者之间的差异很重要：姿势性微笑是可以随意控制的，不由情感引起，是静止的，具有相当的可重复性。非姿势性（自发的）微笑是无意识的，由喜悦和高兴诱发，是不持久的（其是动力性的）。非姿势性微笑的特点是比姿势性微笑有更多的唇部上提。当被迫模仿非姿势性微笑时，是不能持久的，而且会表现得勉强和不自然[1]。因此，我们主要利用姿势性微笑进行分析，因为需要它的可重复性特征。

　　上、下唇构成了微笑的表现区，其包括牙齿和牙龈支架[1]。表现区的软组织决定因素包括唇的厚度和边缘轮廓、唇联合间宽度（口裂宽度）、微笑指数（宽度/高度）和牙龈支架（图 8.15a）[2]。图 8.15b ~ f 利用 5 个临床病例展示了表现区的形状变异性和总面积。

图 8.13　年轻、"健康"、迷人的女性唇部侧位视图。参考点和 Ricketts 唇突出参考 E- 线：1. 鼻唇沟；2. 鼻尖；3. 鼻下点；4. 上唇点；5. 口裂点；6. 下唇点；7. 唇联合；8. 唇颏沟；9. 软组织颏前点；10. 软组织颏下点；11.Ricketts E- 线。从鼻尖到软组织颏下点的一系列柔和曲线构成了唇部轮廓的特征

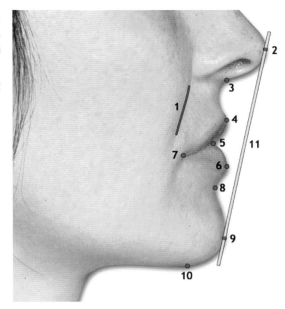

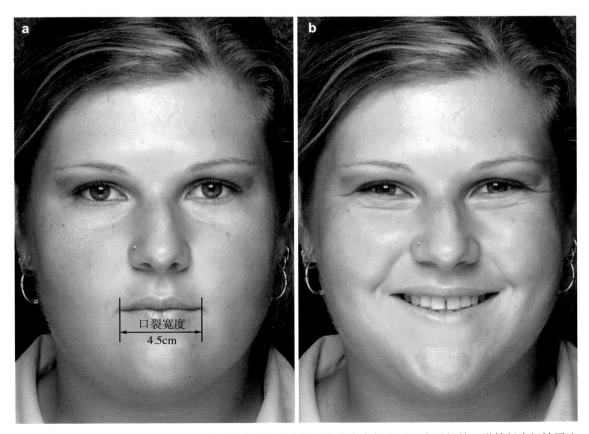

图 8.14　口裂宽度绝对（4.5 cm）和相对（大脸）减少的一个临床病例（**a**）。幸运的是，微笑行为扭转了这种情况，形成更令人愉悦的比例（**b**）

微笑的一个重要特征是存在颊廊（buccal corridors），正畸文献描述的所谓负性间隙（negative space）即指两侧的暗影（图 8.15a），位于后牙的颊侧面（前庭）和内侧唇联合之间。这一间隙阴影的感知大小和深度取决于几个因素，例如牙弓的宽度、牙弓的矢状位置、唇联合处的水平运动范围、在评价和摄影时所使用的照明类型。颊廊的缺失和扩大都可能对面部美学产生负面影响。颊廊缺失的微笑称为"义齿微笑（denture smile）"。

缺少对微笑弧的评估，微笑评价是不完整的。微笑弧指的是在姿势性微笑中上颌切牙与尖牙的切缘曲线和下唇曲线之间的关系。当微笑时上颌切缘曲线与下唇曲线平行时，微笑弧被定义为"和谐的"，如图 8.15a 所示；当微笑时上颌切缘曲线比下唇曲线偏平时，微笑弧被定义为"不和谐的"或扁平

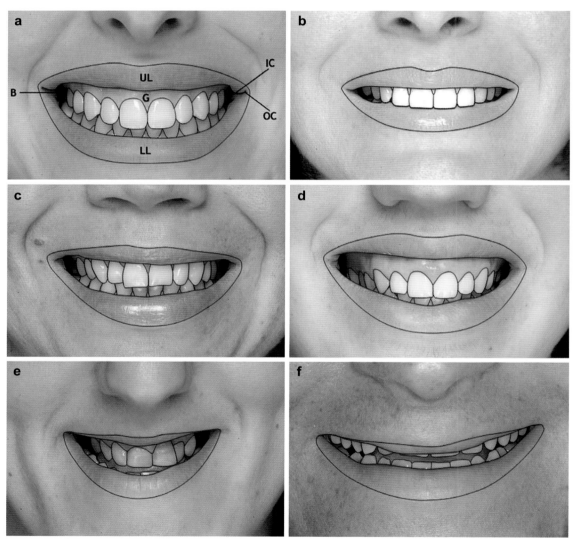

图 8.15　微笑的构成和表现区：**B**. 颊廊；OC. 外侧唇联合；IC. 内侧唇联合；G. 牙龈；UL. 上唇红；LL. 下唇红（**a**）。5 个不同患者的微笑表现区（**b ~ f**）

的，如图 8.15b 所示 [2,7]。

8.4.1 迷人女性微笑的特点

迷人女性微笑的特点可以总结如下：

- 大方地显露上前牙。
- 唇部从放松位置到微笑位置有明显的移动。
- 微笑表现区横向尺寸的变化比垂直尺寸普遍。
- 没有或有局部的下牙显露。
- 上牙龈显露量变异较大（这也与患者的年龄有关）。
- 存在适量的颊廊。
- 存在和谐的微笑弧。图 8.16 所示为两个迷人女性微笑的临床病例，有或多或少的牙龈显露。

8.4.2 "无微笑"患者

一种少见但很严重的面部畸形是缺少微笑的能力。图 8.15f 展示了这一临床病例，尽管患者试图尽可能高地提升上唇，但其上前牙轮廓仅隐约可见。在这种动力性畸形中涉及的因素有多种，观察者仅在微笑时才能察觉，可以分类如下：

- 休息位时上唇在垂直方向上过长，原因是皮肤（白唇）面积增加（唇红面积常常是减少的）。
- 微笑时上唇的提升度很差。
- 上前牙的显露很少或缺失。
- 上切牙后置。
- 上切牙向后倾斜。
- 上颌骨后置（上颌骨发育不全）。
- 上颌骨在垂直方向上过短（面部中 1/3 过短）。

很明显，"无微笑"患者的面部畸形是软组织、牙齿和骨性问题的综合，其完全诊断和治疗需要系统方法（图 8.17a ~ f）。

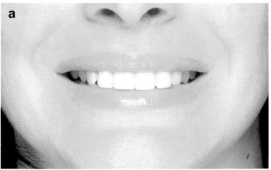
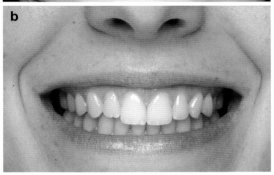

图 8.16　迷人女性微笑的正位视图（**a**）。牙龈组织显露增加（**b**）给人以更年轻的外观

8.5　颏部的评估

对颏部进行深入的直接临床检查和摄影研究的条件应该是：唇部处于放松的位置（在很多临床病例，意味着唇间没有直接接触），或唇部在自然的接触位置（唇部闭合），或微笑时。

第一步需要考虑颏部与其他面部亚单位间的平衡，主要是鼻部、唇部、颏下和颈部；区分单纯的颏部畸形还是与牙颌面畸形或鼻畸形合并的颏部畸形，非常必要。颏部的形状不但与患者的性别、面部的整体比例有关，还与身高有关。

辨别深层的骨性轮廓和皮肤软组织的厚度必须采用触诊。软组织厚度的触诊必须远离中线，因为颏部软组织在中线处最薄；下

图 8.17　图示为一个"无微笑"患者。正位（**a**）、微笑正位（**b**）、右斜位（**c**）和右侧位（**d**）视图显示，息止位时上唇在垂直方向上过长，微笑时上唇的提升度很差，上唇轮廓顺时针旋转且扁平。唇部近景正位视图（**e**）突出了上唇皮肤（白唇）面积远超过小的红唇面积，而微笑近景正位视图（**f**）证实上切牙隐藏在上唇下方

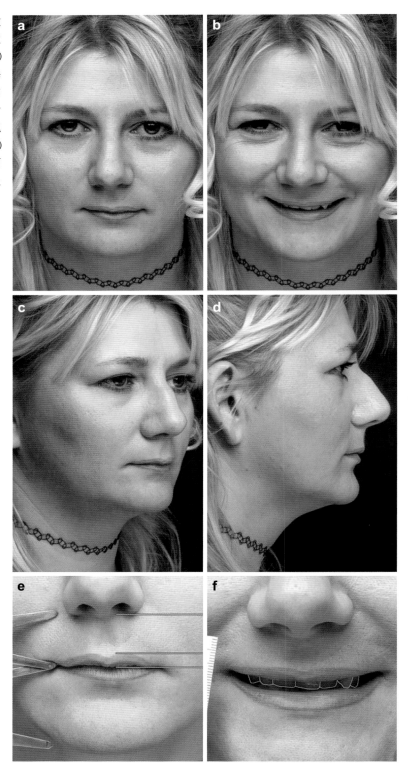

颏垫软组织的正常厚度是 8 ~ 10 mm[8]。唇颏沟将下面部高度分为下颏垫和下唇两个不同部分。正如 Zide 等 [8] 报道的，高的或低的唇颏沟会改变这两部分间的长度和关系（图 8.18）。

側位视图的头影测量分析有助于区分骨性畸形和下颏垫畸形。图 8.18 所示为从下牙 - 下颌联合部的描绘图中得到的基本测量参数，而图 8.19 所示为不同颏部形态相关的外部软组织轮廓。

颏部不对称畸形还与骨性结构的形状、软组织厚度，或一组不对称的肌肉收缩有关（动力性颏部不对称）。

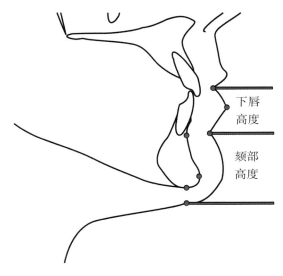

下唇
高度

颏部
高度

图 8.18　在颏部头影描绘图中要考虑的骨性和软组织参数是唇颏沟的垂直位置，其决定了下唇和下颏垫部分的高度、骨性下颏周围的组织厚度和颏部轮廓的形状

8.6　唇部、牙齿、颏部及微笑分析列表 [1]

8.6.1　牙齿咬合分析列表

- 牙齿咬合与面部是否对称？
  - □　是的
  - □　不是，因为 ...
- 上、下牙齿中线是否相互对称？
  - □　是的
  - □　不是，因为 ...
- 上切牙是否在下切牙前面（覆盖）？
  - □　是的
  - □　是的，但是它们在水平方向是分离的（牙覆盖增加）
  - □　不是（反覆盖）
- 上牙弓比下牙弓宽吗？
  - □　是的
  - □　不是，因为双侧牙齿反𬌗
  - □　不是，因为单侧牙齿反𬌗（□右侧反𬌗　□左侧反𬌗）

- 明确上切牙和下切牙之间的垂直关系（覆𬌗）：
  - □　理想的牙覆𬌗
  - □　深覆𬌗
  - □　开𬌗
- 是否有上牙弓牙齿拥挤？
  - □　没有
  - □　有，...
- 是否有下牙弓牙齿拥挤？
  - □　没有
  - □　有，...
- 是否有牙间隙？
  - □　没有
  - □　有。其位于 ...
- 是否有牙齿缺失或脱落？
  - □　没有
  - □　有，...
- 是否有多生牙？
  - □　没有
  - □　有，...

---

[1]　参见 Springer Extra Materials （extras.springer.com） 第 2 部分。

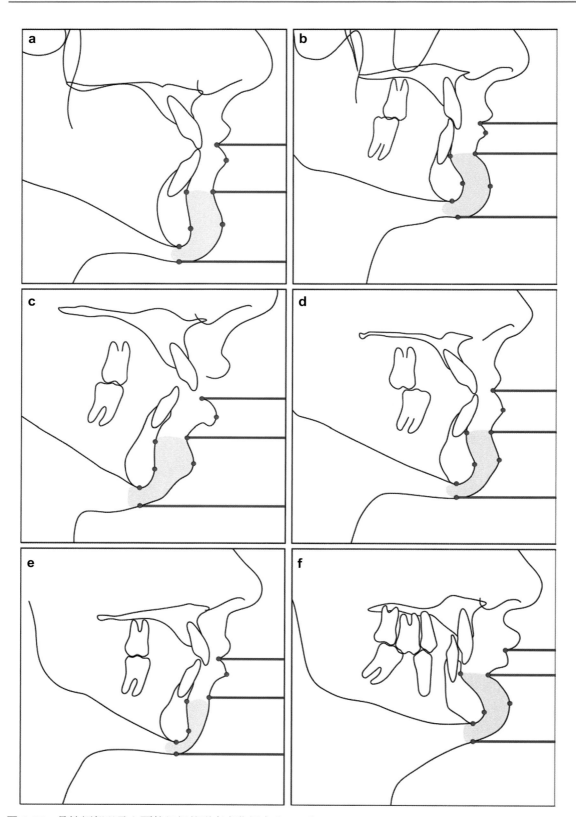

图 8.19 骨性颏部以及上覆软组织的形态变化极大（**a** ~ **f**）

- 牙弓在唇部和颊部的支撑作用是：
  - ☐ 适当的
  - ☐ 过多的
  - ☐ 差的

8.6.2 上前牙分析列表

- 上牙中线与面部是否对称？
  - ☐ 是的
  - ☐ 不是，因为 ...
- 上前牙前后突度是：
  - ☐ 理想的
  - ☐ 太靠前
  - ☐ 太靠后
- 上前牙的总宽度（横向大小）是：
  - ☐ 理想的
  - ☐ 太宽的
  - ☐ 太窄的
- 上前牙边缘的轮廓是：
  - ☐ 理想的曲线
  - ☐ 太扁平的
  - ☐ 倾斜的 ...
  - ☐ 不规则的，由于牙齿发育不全所致
  - ☐ 不规则的，由于 ...
- 上前牙是：
  - ☐ 对齐良好的
  - ☐ 拥挤的，因为 ...
- 上切牙高度 / 宽度比率是：
  - ☐ 理想的
  - ☐ 减少的（垂直方向上短的切牙 - 方形切牙形状）
  - ☐ 增加的（垂直方向上长的切牙 - 矩形切牙形状）
- 龈缘是：
  - ☐ 位置良好的
  - ☐ 太高的（长形牙外观）
  - ☐ 太低的（短形牙外观）
- 上外侧切牙是：
  - ☐ 理想的

- ☐ 与中切牙相比太小
- ☐ 与中切牙相比太大
- ☐ 单侧缺如（右侧或左侧发育不全）
- ☐ 双侧缺如（右侧和左侧发育不全）
- 识别存在：
  - ☐ 正中间隙
  - ☐ 中线"黑三角"
  - ☐ 其他美学问题 ...

8.6.3 唇部分析列表

- 唇部是否对称？
  - ☐ 是的
  - ☐ 不是，因为 ...
- 当肌肉紧张才能使唇部闭合吗？
  - ☐ 是的
  - ☐ 不是
- 当口周肌肉组织放松时能保持唇部闭合吗？
  - ☐ 能
  - ☐ 不能
- 在正位视图，上、下唇红面积是否均衡？
  - ☐ 是的
  - ☐ 不是，因为 ...
- 在正位视图，口裂宽度是：
  - ☐ 理想的
  - ☐ 太大的
  - ☐ 太小的
- 在侧位视图，是否从鼻尖到软组织颏下点有一系列柔和的曲线以及在口裂点处有一个独特的、很明确的角度而没有直线特征？
  - ☐ 是的
  - ☐ 不是，因为 ...
- 上唇体积是：
  - ☐ 理想的
  - ☐ 过大的
  - ☐ 不足的
- 上唇红面积是：

- □　理想的
- □　过大的
- □　不足的
- 上唇轮廓是：
  - □　正常突出的
  - □　太靠前的
  - □　太靠后的
- 下唇体积是：
  - □　理想的
  - □　过大的
  - □　不足的
- 下唇红面积是：
  - □　理想的
  - □　过大的
  - □　不足的
- 下唇轮廓是：
  - □　正常突出的
  - □　太靠前的
  - □　太靠后的

8.6.4 微笑构成分析列表

- 姿势性微笑是否对称？
  - □　是的
  - □　不是，因为 …
- 表现区是否对称？
  - □　是的
  - □　不是，因为 …
- 表现区的宽度是：
  - □　理想的
  - □　局限的
  - □　过大的
- 表现区的高度是：
  - □　理想的
  - □　局限的
  - □　过大的
- 上唇的提升范围是：
  - □　理想的
  - □　局限的

- □　过大的
- 上颌切牙和牙龈显露：
  - □　缺乏切牙显露
  - □　差的切牙显露
  - □　理想的（稍微在龈缘上方）
  - □　增加的牙龈显露（审美上可以接受的牙龈显露）
  - □　过多的牙龈显露
- 下颌骨牙齿显露：
  - □　缺乏下牙显露
  - □　局限的下牙显露
  - □　明显的下牙显露
- 明确颊廊：
  - □　缺乏——"义齿微笑"
  - □　局限的
  - □　理想的
  - □　过大的
  - □　对称的
  - □　不对称的，…
- 明确微笑弧：
  - □　和谐
  - □　扁平的

8.6.5 颏部分析列表

- 骨性颏部是否对称？
  - □　是的
  - □　不是，因为 …
- 颏部外形是否对称？
  - □　是的
  - □　不是，因为 …
- 微笑时颏部是否保持对称？
  - □　是的
  - □　动力性不对称，由于 …
- 在正位视图，颏部形状是：
  - □　宽的
  - □　窄的
  - □　垂直方向上过长
  - □　垂直方向上过短

- 颏部轮廓是：
  - ☐ 均衡的
  - ☐ 过于前突
  - ☐ 过于后缩
- 软组织颏前点是：
  - ☐ 相对于唇下点太靠后
  - ☐ 相对于唇下点稍微靠后（均衡的）
  - ☐ 与唇下点垂直
  - ☐ 在唇下点前方
- 明确颏部形状：
  - ☐ 尖的
  - ☐ 大的
  - ☐ 方的
  - ☐ 女巫样颏部（颏下垂）
  - ☐ 颏裂
  - ☐ ...
- 唇颏沟是：
  - ☐ 均衡的
  - ☐ 深的
  - ☐ 浅的
- 垂直下唇／颏部比率是：
  - ☐ 均衡的
  - ☐ 下唇长、颏部短
  - ☐ 下唇短、颏部长

8.7 唇部、牙齿、颏部和微笑 分析推荐术语[2]

- 黑三角：位于两个上中切牙之间的一个暗的、不美观的倒三角形间隙，是由于正中牙龈退缩和（或）牙齿倾斜所致。
- 颊廊（负性间隙）：这一间隙当患者微笑时即表现出来，位于后牙颊侧面（前庭）和唇联合之间。该间隙可感知的空间维度部分依赖于评估和摄影时所使用的照

- 明类型。
- 下颏垫：覆盖在骨性颏部上的厚的软组织。
- 颏裂：下颏垫上中央凹陷的垂直皮肤线，是某些患者的特征。
- 反𬌗：一个或多个上颌牙齿位于相对应的下颌牙齿的舌侧（内侧）。前牙反𬌗也称为前牙反覆盖。
- 丘比特弓：位于人中和唇红之间的中央线性部分。上唇白与上唇皮肤凸起的结合处，连接着人中嵴的下端。
- 牙齿发育不全：一个或多个牙齿未发育。
- 牙齿分类：牙弓间的矢状关系分类。Ⅰ类：两个牙弓间的正常前后关系。Ⅱ类：太靠前的上牙弓和（或）太靠后的下牙弓。Ⅲ类：太靠后的上牙弓和（或）太靠前的下牙弓。
- 牙齿拥挤：毗邻牙齿间的中线缺失。通常从轻度到重度进行分类。
- 牙间隙：毗邻牙齿间的空隙。正常情况下，毗邻牙齿间没有空隙。
- 表现区：微笑行为时由唇部构成的区域。
- E 线（美容线）：连接鼻尖到颏部轮廓最前点（软组织颏前点）的一条参考线。
- 牙龈支架：微笑行为时显露的牙龈区域。
- 唇联合：上唇和下唇连接在一起的点。在微笑时，观察者的眼睛能够感知到内侧和外侧唇联合，就像最里面和最外面的唇红分别在嘴角汇合。
- 唇结合：唇部的外侧汇合点。在微笑行为中，其包括内侧和外侧联合。
- 唇颏沟（下颌沟轮廓）：分离颏部与下唇的水平皮肤凹陷。其从扁平曲线到深沟变异很大。
- 下唇点：在侧位视图中下唇下缘的中点[6]。
- 唇白辊：位于双唇唇红缘周围的线性白色皮肤凸起。其随着年龄增长逐渐变平，有时完全消失。

---

[2] 参见 Springer Extra Materials（extras. springer.com）第 3 部分。

- 上唇点：在侧位视图中表示上唇皮肤黏膜缘的一个点，通常是上唇最前方的点[6]。
- 口裂宽度：两侧唇联合之间的距离，其可采用休息位时唇部近景视图测量。它是不能用外科手术修正的。Farkas[5]测量了一组迷人的年轻北美高加索成年人，结果显示男性平均值是 53.9 mm，女性平均值是 50.9 mm。
- 覆殆：当两个牙弓咬合在一起时，切牙在垂直方向上发生重叠。深覆殆即上、下切牙间的过度垂直重叠。开殆指在这种情况下没有重叠，但是有垂直分离。
- 覆盖：上切牙在下切牙前方垂直重叠。由上切牙缘的厚度引起，其正常值为 2～3 mm；牙覆盖增加是指上、下切牙间的水平距离过大。前牙反覆盖（前牙反殆）指的是下切牙在上切牙的前方。
- 人中：上唇中央的垂直部分，位于人中嵴的两侧皮肤凸起之间。在其下面部分有一个柔和的凹面，即人中窝。
- 颏前点：颏部骨性轮廓的最突出或最前点[6]。
- 软组织颏前点：下颏垫轮廓的最突出或最前点[6]。
- 尖下颏畸形：颏部的宽度减少和前后突出度增加。
- 姿势性微笑：或称随意性微笑，其不需要情感引发或伴随。姿势性微笑可以持续，具有可靠的重复性[1]。
- 微笑弧：在姿势性微笑时，上颌切牙与尖牙的切缘曲线和下唇曲线之间的关系[2,7]。
- 口裂点：在侧位视图中上、下唇的接触点。在缺乏唇间接触的病例，上口裂点可以被认为是上唇红的最下点，下口裂点是下唇红的最上点。
- 多生牙：存在超过正常牙齿数目的额外牙齿。
- 非姿势性（自发的）微笑：无意识的微笑，由欣喜或高兴所诱发。非姿势性微笑是不能持续的（其是动力性的）[1]。
- 唇红：唇部外表面的红色部分。
- 女巫样颏部畸形（颏下垂）：下颏垫扁平和下垂，伴有颏下皱襞的加深。其可能与年龄有关或继发于既往手术。

参考文献

[1] Ackerman JI, Ackerman MB, Brensinger CM, Landis JR (1998) A morphometric analysis of the posed smile. Clin Orthod Res 1:2-11

[2] Ackerman MB, Ackerman JI (2002) Smile analysis and design in the digital era. J Clin Orthod 36:221-236

[3] Andrews LF (1972) The six keys to normal occlusion. Am J Orthod 62:671-690

[4] Andrews LF (1989) Straight wire. The concept and the appliance. L. A. Wells Co., San Diego

[5] Farkas LG (1994) Anthropometry of the attractive North American Caucasian face. In: Farkas LG (ed) Anthropometry of the head and face, 2nd edn. Raven Press, New York, p 159

[6] Jacobson A (1995) Radiographic cephalometry. From basics to videoimaging. Quintessence Publishing, Chicago

[7] Sarver DM (2001) The importance of incisor position-ing in the esthetic smile: the smile arc. Am J Orthod Dentofacial Orthop 120:98-111

[8] Zide BM, Pfeifer TM, Longaker MT (1999) Chin sur-gery: I. Augmentation–the allures and the alert. Plast Reconstr Surg 104:1843-1853

第 9 章　牙颌面畸形

尽管牙颌面畸形的治疗主要由两类医生（正畸医生和颌面外科医生）合作进行，但许多专业的医生都对其感兴趣。在20世纪60年代和70年代，流行的畸齿矫正观点是"颌骨畸形必然影响个体的软组织面型，并会导致鼻部、唇部和颏部的相对失衡。牙齿咬合可以作为一个参考来定义这些扭曲变形"[1]。这种想法现在已经过时了。目前，牙齿咬合仅被视为这种畸形的一个组成部分，畸齿矫正（正畸）和颌骨手术（正颌）不能等同于面部平衡和美学上的改善。因为上述及其他原因，对于很多临床病例，术前分析和治疗计划也应该与其他领域的专家合作进行。

牙颌面畸形的研究基于三个不同的序列分析：

- 直接检查和摄影的临床面部分析，其决定了是否需要手术来改变容貌。

- 口内分析和牙模型分析是必要的，用于评价错𬌗的两个组成：牙弓和牙弓间关系。
- 头影测量分析可以增加新的数据，测量某些参数，并可通过创建治疗目的可视化，对颌骨手术在骨骼、牙齿和软组织空间位置的影响方面，进行深入研究。

9.1　牙颌面畸形的基本组成

识别牙颌面畸形的基本组成可以更容易地理解其临床病例：
- 前面垂直向过度发育或不足。
- Ⅲ类或Ⅱ类错𬌗矢状向发育异常。
- 横向发育异常和不对称。

9.1.1　前面垂直向发育过度

前面垂直向发育过度还有许多其他术语，例如上颌骨垂直向发育过度、高角骨型、高安格病例、长脸和骨性开𬌗等。

图9.1的临床病例[1]显示了前面垂直向发育过度的外部形态学和骨性特征。分析正位视图（图9.1a），我们注意到其面部垂直轴明显延长以及面部宽度减少。在下颌角处，下颌骨轮廓是不对称的，整体印象是颧骨、眶下、鼻旁、颊部和颏部区域扁平。

斜位视图（图9.1b）证实了颧骨、眶下、鼻旁和颏部区域的扁平。特别是在其所有构成部分中，S形曲线轮廓是由开放角度连接的近乎长直的片段组成。

侧位视图（图9.1c）增加了下列重要的诊断要素：
- 总的前面部高度增加。

- 面前1/3似乎都有增加。
- 证实了颧骨、眶下、鼻旁、颊部和颏部区域的扁平。
- 鼻部似乎变长。
- 上唇轮廓顺时针旋转，缺乏前突度。
- 唇颏沟扁平。
- 下颌缘轮廓部分隐藏，顺时针旋转。
- 颏部 - 喉 - 颈轮廓的总长度减少，颏颈角开放。

尽管面部外表形态显示磨牙Ⅰ类咬合，但口内视图（图9.1d）显示前牙错𬌗畸形，不伴有前牙开𬌗。

在侧位视图中，从头颅定位X线片得到的头影描绘图（图9.1e）显示了面部轮廓与某些牙齿和骨性支撑结构的形状、空间位置的相关性。

9.1.2　前面垂直向发育不足

前面垂直向发育不足的特征与垂直向发育过度正好相反，也称为上颌骨垂直向发育不足、低角骨型、低安格病例、短脸和骨性深咬合。

图9.2的临床病例[2]显示了前面垂直向发育不足的外部形态学和骨性特征。分析正位视图（图9.2a），我们注意到其面部垂直轴缩短，面下1/3高度明显减少和全面部宽度相对增加。

斜位视图（图9.2b）证实面下1/3高度明显减少，长的和过度突出的鼻子也引人瞩目。

侧位视图（图9.2c）证实和增加了一些重要的诊断要素，例如：
- 前面下1/3高度减少；相反，前面中央和上1/3高度似乎增加了。

---

[1]　该病例的整套临床面部摄影资料来自Springer Extra Materials（extras.springer.com）第4部分（临床病例4）。

[2]　该病例的整套临床面部摄影资料来自Springer Extra Materials（extras.springer.com）第4部分（临床病例5）。

图 9.1 前面垂直向发育过度的一个临床病例。正位（a）、右斜位（b）、侧位（c）、右口内视图（d）和头影描绘图（e）

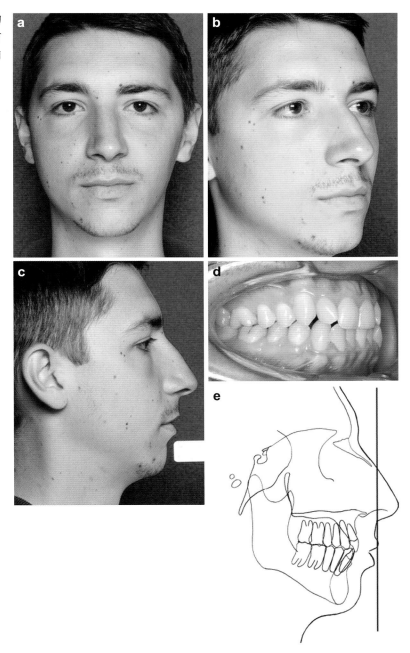

- 鼻部似乎过长。
- 上唇轮廓逆时针旋转，过度凹陷。
- 唇颏沟过深、不自然。
- 下颌缘逆时针旋转，几乎呈水平位置。这影响了下颏突出度，似乎是增加了；然而其颏颈角并不令人满意。

- 喉部的长度极短。

根据面部外表形态，正位口内视图（图9.2d）显示了前牙深覆𬌗（下牙完全被上切牙和尖牙隐藏）。在侧位视图中，从头颅定位 X 线片得到的头影描绘图（图9.2e）显示了面部轮廓与某些牙齿和骨性支撑结构的形

图 9.2　前面垂直向发育不足的一个临床病例。正位（**a**）、右斜位（**b**）、侧位（**c**）、口内正位视图（**d**）和头影描绘图（**e**）

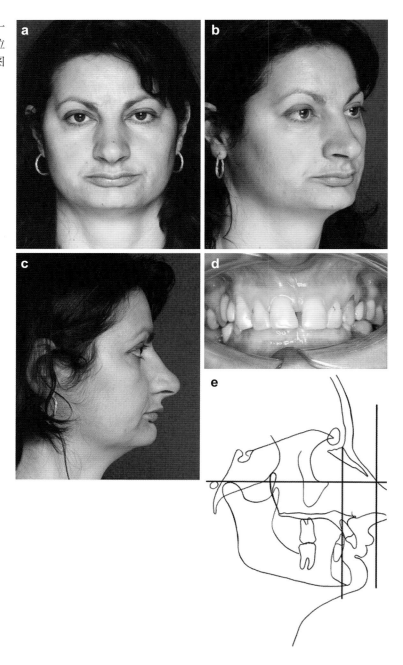

状、空间位置的相关性。

9.1.3　Ⅲ类错𬌗矢状向发育异常

　　Ⅲ类错𬌗矢状向发育异常包括多种畸形，常见的是面下 1/3 前置和（或）面中 1/3 后置。

　　图 9.3 的临床病例[3]展示了Ⅲ类错𬌗矢状向发育异常的外表形态、骨骼和牙齿特征。分析正位视图（图 9.3a），我们注意到凹陷

---

[3]　该病例的整套临床面部摄影资料来自 Springer Extra Materials（extras.springer.com）第 4 部分（临床病例 6）。

的眶下和鼻旁区域，伴有下巩膜显露的倾向。全面部高度和面部宽度似乎是相称的，而整体印象是眶下、鼻旁和颊部区域扁平。

斜位视图（图 9.3b）证实了眶下、颊部和鼻旁区域扁平，特别是 S 形曲线轮廓由于中面部后移而有凹形面部的倾向。

侧位视图（图 9.3c）证实和增加了一些重要的诊断要素，例如：

- 前面部总体高度似乎是增加了[4]。
- 证实了颧部、眶下、鼻旁和颊部区域的扁平。
- 尽管缺乏骨性支撑，鼻部下 1/3 似乎是正常的。
- 上唇轮廓顺时针旋转。
- 颏部轻微前突。
- 唇颏沟的形状正常。
- 下颌骨边缘轮廓分明，顺时针旋转。
- 颏部 - 喉部 - 颈部总体轮廓线的长度以及颏颈角清晰有度、令人愉悦。

右斜位口内视图（图 9.3d）显示了磨牙和尖牙Ⅲ类错𬌗畸形，部分前牙反覆盖，下前牙拥挤。

在侧位视图中，从头颅定位 X 线片得到的头影描绘图（图 9.3e）显示了面部轮廓形状与某些牙齿和骨性支撑结构的形状、空间位置的相关性。

9.1.4 Ⅱ类错𬌗矢状向发育异常

Ⅱ类错𬌗矢状向发育异常包括多种畸形，常见的是面下 1/3 后置（更常见）和（或）面中 1/3 前置（较少见）。

---

[4] 基于正位视图分析，这一主张否定了以前的观点；每当出现这种情况，最好是按照从正位和斜位视图得到的印象，因为患者照镜子时，主要是利用这些投影来判断他们自己的。

图 9.4 的临床病例[5]展示了Ⅱ类错𬌗矢状向发育异常的外部形态、骨骼和牙齿特征。分析正位视图（图 9.4a），我们注意到明显的面部不对称，鼻部大且偏斜，颏部宽度减小。

右斜位视图（图 9.4b）展示了扁平的颧骨、眶下、颊部、鼻旁和颏部区域。在这个特殊的病例中，S 形曲线轮廓有助于观察者识别颏部突出度严重不足。

侧位视图（图 9.4c）增加了下列重要的诊断要素：

- 面部轮廓是凸形的，这主要是由于下颌骨过度地顺时针旋转。
- 证实了颧骨、眶下、颊部、鼻旁和颏部区域的扁平。
- 上唇轮廓轻微地顺时针旋转。
- 唇颏沟扁平。
- 颏部突出度严重不足。
- 下颌缘轮廓顺时针旋转。
- 颏部 - 喉部 - 颈部总体轮廓线的长度减小，颏颈角开放。
- 喉部的长度极短。在侧位视图中，从头颅定位 X 线片得到的头影描绘图（图 9.4d）显示存在上、下切牙间的牙覆盖以及Ⅱ类磨牙关系，证实下颌骨顺时针旋转和颏部突出度不足。

9.1.5 颌骨的横向发育异常与不对称

一个排列不对称的牙弓常常与相应的面部不对称相关联。第 8 章图 8.5 中的临床病例就是这种关联的一个明显例证。分析牙模型的正位和左侧位视图（图 8.5a, b），我们可以注意到这些要点：

- 下颌中线相对于上颌中线向左侧偏斜。

---

[5] 该病例的整套临床面部摄影资料来自 Springer Extra Materials（extras.springer.com）第4部分（临床病例7）。

图 9.3 Ⅲ类牙颌面畸形的临床病例。正位（**a**）、右斜位（**b**）、侧位（**c**）、口内右斜位视图（**d**）和头影描绘图（**e**）

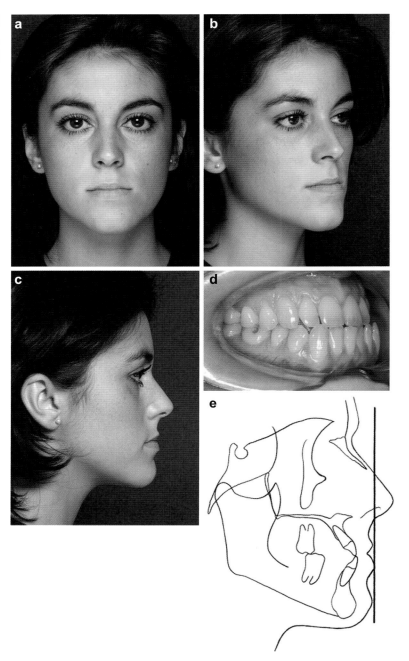

- 左侧的某些牙齿（在图 8.5b 中的有色牙）是反覆盖关系。
- 两个下尖牙之间的连线以及下颌弓咬合平面逆时针旋转。

面部正位视图（图 8.5c）证实了面部不对称与口内发现是一致的。特别是：

- 两侧唇联合间的连线逆时针倾斜。
- 颏部向左侧偏斜。

图 8.5 还展示了一些用于评价面部不对称的参考平面，例如内眦、上睑皱襞或眉毛顶点之间的连线。这些连线必须逐个检查，以确定它们的对称性以及可靠性。

图 9.4　Ⅱ类牙颌面畸形的一个临床病例。正位（**a**）、右斜位（**b**）、侧位（**c**）视图和头影描绘图（**d**）

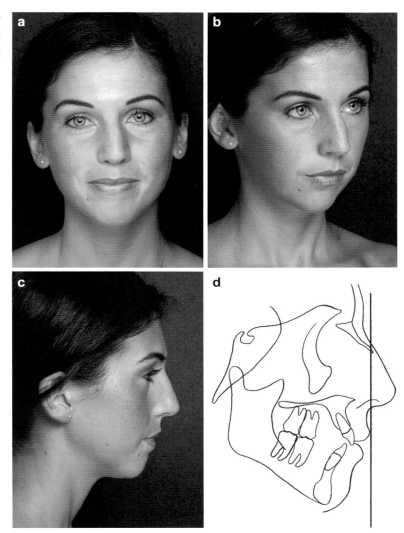

9.1.6　多种不同类型及程度颜面畸形的组合

在真实的临床情况下，几乎没有哪个患者只表现为某种单一的颜面畸形，而且畸形的程度也各不相同。

图 9.1~9.4 和图 8.5 中展示的几个真实病例有一个弱点：它们毫无疑问是这些基本组成的组合，术前临床分析仍然没有完成对其最明显要素的理解，因此，术前分析应该继续进行，以达到对这个病例的全面评价。

然而，在分析的初始阶段，任何书面记录应该基于临床评价，不必进行长度或角度的精确测量。在早期分析阶段，应避免采用生硬的"计算机化"的分析方法。

9.2　牙颌面畸形的直接面诊和摄影临床分析

在处理牙颌面畸形时，我们有可能犯的最大错误是将注意力仅局限在颌关系上。例如，一个严重后缩的上颌骨，极大地影响了下睑、颧骨和眼眶、鼻部和鼻旁、上唇和下唇、下颌骨和颏部区域的美学。鉴于此，在继续阅读本章之前，我建议读者应该熟悉基本面部分析（第 5 章），眼部和眶部分析（第 6 章），鼻部分析（第 7 章），唇部、牙齿、颏部和微笑分析（第 8 章）；而且，在以前分析列表中提及的某些要点，必须合并入牙颌面分析列表。

处理牙颌面畸形时，在临床检查和获取摄影资料中，极其重要的是取放松的嘴唇位置、放松 - 静止的下颌骨位置以及自然头位。怎样摆放自然头位已在第 3 章描述过。为了帮助患者达到放松的嘴唇位置，检查者可以嘱其放松，轻抚嘴唇，在不同的角度拍摄多张图片；这样就可以在患者没有意识到的情况下，从连续不经意的观察中对唇部进行附加评估 [2,4]。

有些作者 [2,13-14] 赞成在正中关系和正中咬合的情况下进行直接检查及临床摄影分析，这意味着要保持上、下牙弓相接触，下颌提肌需保持收缩状态。我不同意这种观点，因为正常情况下，人仅在吞咽时处于这种位置，要获得这种位置只能维持一小段时间。患者要维持这种位置几分钟是很困难的，因为这需要肌肉持续收缩，而且是不自然的下颌位置。

基于我的基本审美考虑，取而代之的是，我要求每一个患者都处于放松的下颌位置，只有当两者之间的软组织排列存在较大差异时，我才在紧密咬合位置下做进一步的面部检查，如图 9.5 所示。

一般来说，在临床评价整体和局部垂直的面部高度时，可能要或多或少地强调明显的曲线和锐角。特别是在侧位和斜位视图中，长脸可被视为一架展开的手风琴（图 9.6a），具有钝角和平缓的曲线；而短脸则像一架闭合的手风琴（图 9.6 b），具有锐角和明显的曲线。

应该特别注意 Arnett 和 Bergman[3] 所描述的颧骨 - 鼻底 - 唇部曲线轮廓。在面部比例良好的个体，该线是一条凸向面前方的不间断的线，起始于耳前，沿着颧弓穿过颧骨点，向前下延伸，到达上颌骨点，此为最前点，然后终止于口角联合外侧（图 9.7）。

在临床上，上颌后缩与后置的上颌骨点、扁平的颧骨点、直的或凹形的颧骨 - 鼻底 - 唇部曲线轮廓有关。在侧位视图中，下睑倾斜、顺时针旋转；而在斜位视图中，S 形曲线轮廓在颧突水平呈扁平状（图 9.8）。

运用正位和斜位视图观察时，应该注意位于鼻翼皱襞结合部的鼻底和鼻唇沟上端之间的三角形区域，即鼻旁三角，应该深入分析。此外，上颌骨发育不全与深的鼻旁三角相联系（图 9.9）。

为了更好地使上颌骨前后位置关系、鼻尖突出度和颏部突出度之间的关系可视化，我建议在与真人比例相同的侧位视图照片上描绘 3 个三角。连接眉间点、鼻尖和软组织颏前点（G'-P-Pog'）为第一个三角；连接眉间点、鼻下点和软组织颏前点（G'-Sn-Pog'）为第二个三角，也称为面部凸形三角；连接眉间、鼻翼皱襞结合部和软组织颏前点（G'-ACJ-Pog'）为第三个三角。尽管我不测量这些角度，但是简单地观察这个绘图可有助于发现和区别上颌骨、颏部、鼻尖和鼻前棘之间的前后关系，如图 9.10 所示的临床案例。

唇部的评价要考虑上颌沟和下颌沟的轮廓，它们应该是两个柔和的凹面 [3]，以及上唇缘点和下唇缘点之间的前后关系，其突出度差异很小（图 9.11）。

上唇长度应该考虑绝对值和相对值。其是鼻下点和上唇下缘之间的距离，Hoefflin 称之为"唇壁"[8]，应该在 19 ~ 22 mm[3]。有时一个明显短的上唇可能与上颌骨垂直向发育过度相混淆，后者也可以导致上切牙暴露增加，或鼻尖的顺时针旋转，从而"隐藏"上唇；相反，鼻尖的逆时针旋转会使上唇显得更长（图 9.12）。

图 9.5　同一个患者在其习惯性姿势（a）和紧密咬合的下颌位置（b）时，面部软组织排列存在差异。患者仅在吞咽动作时才表现出后面一种情况

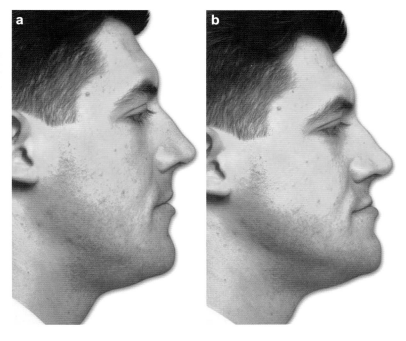

分析牙颌面畸形的另一个重要步骤是评价颏部 - 喉部 - 颈部轮廓，以及下颌缘轮廓。考虑的要点是：

- 下颌骨的尺寸。比绝对尺寸更重要的是考虑其相对值、对软组织覆盖层的支撑作用，以及下颌骨的轮廓。

- 侧位视图中下颌骨的倾斜度。下颌骨逆时针旋转会增加颏部突出度，缩短面下 1/3 高度，常常对颏部 - 喉部 - 颈部轮廓有积极影响；相反，下颌骨顺时针旋转会降低颏部突出度，增加面下 1/3 高度，常常对颏部 - 喉部 - 颈部轮廓有不良影响（图 9.13）[6]。

- 从下颌角到颏部的下颌缘清晰度。薄的软组织覆盖和下颌的逆时针旋转可以形成一个塑形良好的下颌缘，而下颌缘清晰度差是由于脂肪堆积和下颌顺时针旋转造成的。下颌角和下颌缘后 1/3 的清晰度随咬肌的体积而变化。

- 颏部静态形状和颏部动力学。如第 8 章所述，对决定颏部外形的骨性和软组织成分的评估是非常重要的。同时，应注意肌肉收缩维持唇闭合时所假定的外形轮廓。

- 喉长度（NTP-Me'）。即颈 - 喉点（NTP）和软组织颏下点（Me'）在下面部轮廓上的距离（图 9.14）。在临床上评价喉长度的最佳方法是描述其长短，而不是用仪器测量[3]。

- 喉倾斜度。是由喉轮廓线和通过软组织颏下点的水平面构成的角；良好的喉倾斜度是在水平面之上或附近，而过度向下的倾斜度与下面部美学较差有关。此外，其不用仪器测量，仅做临床评价（图 9.14）。

- 舌骨空间位置。垂直向和前后向舌骨位

图 9.6 在侧位和斜位视图中，长脸可被视为一个展开的手风琴（a），具有钝角和平缓的曲线；而短脸则像一个闭合的手风琴（b），具有锐角和明显的曲线

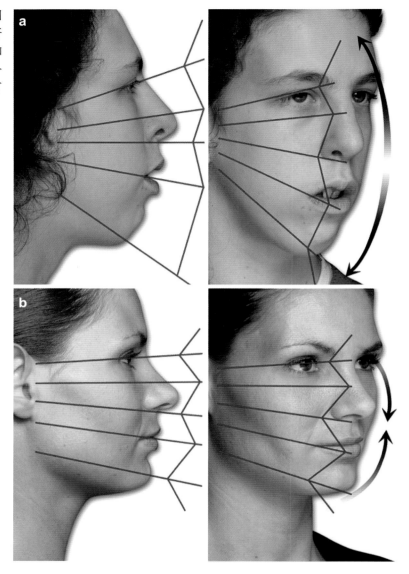

置对喉长度、喉倾斜度、颏颈角的影响极大，因为良好的美学效果需要舌骨处于上后位置。触诊和头颅侧位片有助于区分舌骨错位、肌肉肥大或真性脂肪堆积。

- 软组织厚度。颏下 - 喉 - 颈是面部最容易堆积脂肪的部位之一。触诊有助于区分肌肉肥大和真性脂肪堆积。

- 软组织过多和下垂。和许多其他问题一

样，皮肤过多、颈阔肌条索是与第 10 章描述的老化过程有关的，对于中年患者，我们必须对其进行研究和评价，以区分导致美学问题的各种原因。

对于颏部 - 喉部 - 颈部轮廓美学不佳的病例，必须将骨性因素（舌骨、下颌骨、颏部的大小、形状和方向）与软组织因素（皮肤、颈阔肌和脂肪）区分开。

图 9.7 在面部比例良好的个体，Arnett 和 Bergman 所描述的颧骨 - 鼻底 - 唇部曲线轮廓的正位（a）、斜位（b）和侧位（c）视图。在面部比例良好的个体，颧骨点是骨性颧骨的顶点，在侧位视图中，其位于外眦下方 20 ~ 25 mm、前方 5 ~ 10 mm；在正位视图中，其位于外眦下方 20 ~ 25 mm、外侧 5 ~ 10 mm。一个扁平的颧骨点经常与颧骨缺陷和上颌骨发育不全有关。上颌骨点是 Arnett 和 Bergman 所描述的颧骨 - 鼻底 - 唇部曲线轮廓连续体的最前点，是上颌骨前后位置的标志点[3]

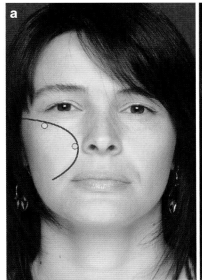
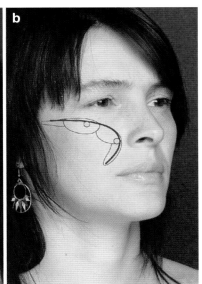
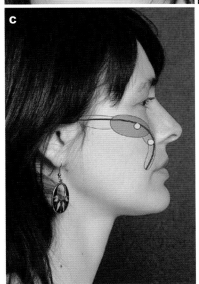

9.3 年轻颈部的特点

至于其他面部区域，定义理想的颏部 - 颈部特征，有助于我们理解和分析临床问题。Ellenbogen 和 Karlin[6] 用 5 个视觉标准来评估颈部，而 Dedo[5] 提出了颈部松弛的分级法用于除皱患者。此处介绍这些评价方法是因为牙颌面畸形与颈部问题关系密切。

Ellenbogen 和 Karlin[6] 描述理想的年轻颈部应具备 5 个视觉标准特征（图 9.15）：

1. 从颏部到下颌角存在清晰的下颌缘，没有颏部悬垂。
2. 舌骨下凹陷，是指颏颈角顶点下方的一个轻微凹陷[7]。

---

7 我用颏颈角曲率半径作为第二个视觉标准。理想的曲率半径在清晰的颏颈角是相当小的，而一个长的曲率半径是与钝角和美学不佳相联系的。

图 9.8 3个上颌后缩患者的侧位和斜位视图（a~c），其颧骨-鼻底-唇部曲线轮廓显示了扁平的颧骨点和后置的上颌骨点。在侧位视图中，下睑倾斜、顺时针旋转；而在斜位视图中，S形曲线轮廓在颧突水平显示呈扁平状

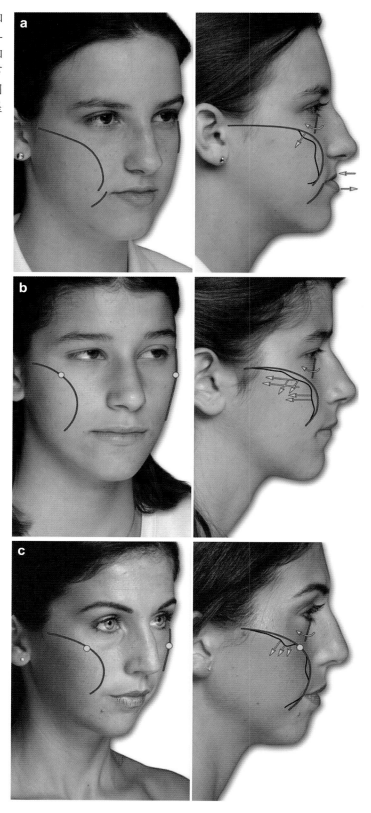

图 9.9　鼻旁三角的评估。在这两个病例，上颌骨发育不全是与深的鼻旁三角相联系的。该三角形区域位于鼻翼皱襞结合部的鼻底和鼻唇沟上端之间（**a ~ e**）

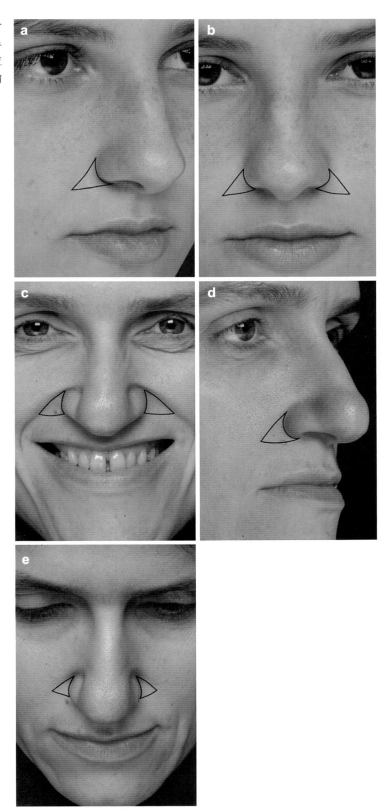

图 9.10 在 6 个不同临床病例的侧位视图中，3 个三角是叠加的。连接眉间点、鼻尖和软组织颏前点（G'-P-Pog'）为第一个三角；连接眉间点、鼻下点和软组织颏前点（G'-Sn-Pog'）为第二个三角，也称为面部凸形三角；连接眉间点、鼻翼皱襞结合部和软组织颏前点（G'-ACJ-Pog'）为第三个三角。正常的上颌骨可能与轻微的过度突出的鼻尖（a）或过度突出的颏部（b）有关，而一个发育不全的鼻底和上颌骨可能与正常的鼻尖和颏部突出度（c）、一个过度突出的鼻尖（d）、一个发育不全的鼻棘、一个过度突出的鼻尖和下颌后缩（f）有关

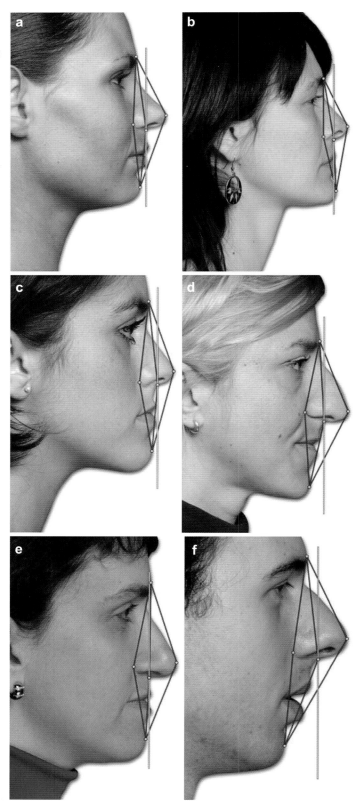

图 9.11　上、下唇的轮廓应该是两条柔和的曲线，其前后突出度差异很小（参考点和 Ricketts 唇突出度参考 E 线：1.鼻唇沟；2.鼻尖；3.鼻下点；4.上唇缘点；5.口点；6.下唇缘点；7.唇联合；8.唇颏沟；9.软组织颏前点；10.软组织颏下点；11.Ricketts E 线）（ a ）。在骨性前面垂直向发育不足的病例，不管是在紧密咬合状态（ b ）还是在息止颌位（ c ），唇部的外形轮廓表现为深曲线；而在前面垂直向发育过度的病例，唇部外形轮廓表现为扁平曲线（ d ）。在骨性Ⅲ类垂直向发育不足的病例，下唇缘点常常在上唇缘点之前（ e ）；反之亦然，在骨性Ⅱ类垂直向发育不足的病例，上唇缘点在下唇缘点之前（ f ）

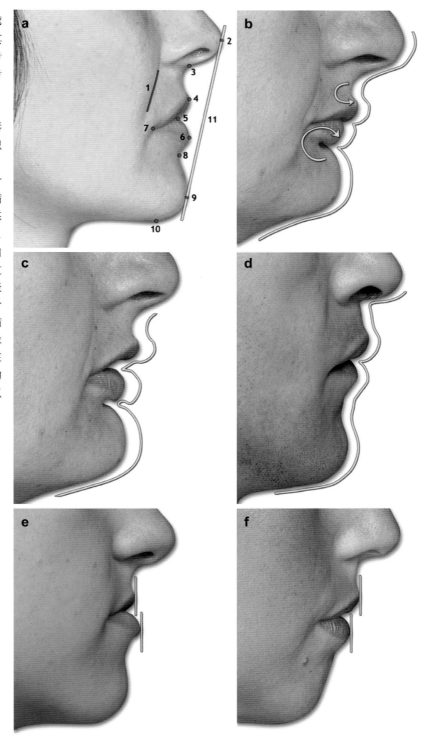

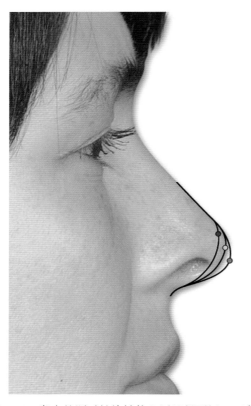

图 9.12　鼻尖的顺时针旋转使上唇显得更短，而鼻尖的逆时针旋转使上唇显得更长

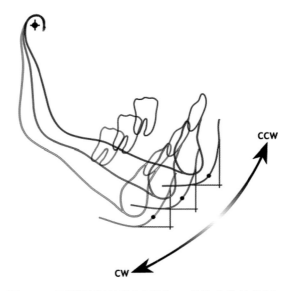

图 9.13　下颌骨倾斜度与面下 1/3 的许多其他特征有关。下颌骨逆时针（CW）旋转会增加颏部突出度，缩短面下 1/3 高度，常常对颏部 - 喉部 - 颈部轮廓有积极影响；相反，下颌骨顺时针（CCW）旋转会降低颏部突出度，增加面下 1/3 高度，常常对颏部 - 喉部 - 颈部轮廓有不良影响

3.　可见甲状软骨膨大。

4.　从乳突到胸骨可见到清晰的胸锁乳突肌前缘。

5.　颏颈角是 105° ~ 120°。

　　Dedo 分级法 [5] 包括 6 个不同等级，考虑了颈部美学问题的不同原因：

- Ⅰ级：无畸形或存在最小程度的畸形，仍然符合年轻颈部的标准。
- Ⅱ级：仅存在皮肤松弛。
- Ⅲ级：存在过多的脂肪堆积。
- Ⅳ级：存在颈阔肌条索。
- Ⅴ级：存在小颌畸形（字面上该术语等同于颏部突出度不足）或下颌后缩（字面上该术语等同于下颌骨发育不全或下颌骨后缩）。
- Ⅵ级：存在低位舌骨。

　　很明显，在同一个临床病例可能同时存在多个 Dedo 分级。

9.4　口内及牙模型的分析

　　口内及牙模型的分析对理解牙颌面畸形至关重要，应该作为处理面部美学的所有专业人员的背景知识之一。特别是，牙模型是最常用的、最容易得到的人体部分的固体复制品，它也是患者自己熟悉的。基于这个原因，在与患者沟通的过程中，我广泛地运用它作为一个视觉工具。

　　牙模型分析的基本要素已经在第 8 章中阐明，读者可以参考。

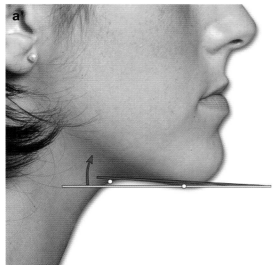

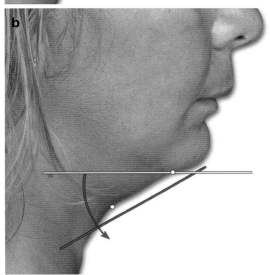

图 9.14　临床评价喉长度和喉倾斜度。一个喉长度较长和喉倾斜度向上旋转的临床病例（**a**）与一个喉长度较短和喉倾斜度向下旋转的临床病例（**b**）的比较

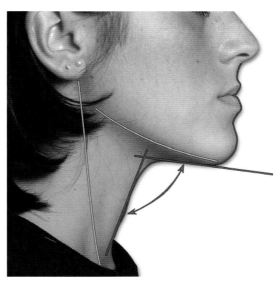

图 9.15　一个年轻颈部的临床病例。其具备界限清晰的下颌缘、颏颈轮廓和胸锁乳突肌前缘，颏颈角是 103°

9.5　头影测量分析

9.5.1　关于 X 线头影测量法的个人观点

　　应用于颌骨手术的口腔正畸学是我最早的专业兴趣之一，因此，在几年的时间里，我的书房里全是关于头影测量学的书籍和文献资料；在我的观片灯里，每天至少对一个新的头部 X 线片进行描绘和分析。科室领导经常将他的临床病例头部 X 线片给我。1989 年，我在米兰的时候每周五都参加牙科学校的正畸课程，当时的主任在头影测量分析方面很有名。

　　头影测量学着重分析，许多参考点隐藏在面部深处，而另一些则根本不存在（人为构建的）。这需要解剖学、牙科学和放射学的知识，并且是一项非常耗时的事情。要控制操作流程的每一个步骤，你需要知道如何在头部固定器里摆放患者的头部位置，如何调整 X 线发生器（曝光时间、毫安培、千伏）与骨性结构、胶片类型和稀土光增强屏的关系。因为这些原因，10 年前我决定在我的办公室配备这些设备，以进行个人的头部 X 线片拍摄。

　　为了丰富这一领域，有数百种不同的头影测量分析书籍出版，为临床医生提供了各种不同参数，相应的，使其技术语言更加复杂化。

经过 15 年日常临床经验的积累后，我确信，为了给患者带来更好的治疗，我需要的头影测量数据并不多，而是需要更多的其他来源的数据。1991 年，Han 及其同事[7]在实践中证明了头影测量分析对正畸治疗的设计并不是决定性的。

不过，我仍然建议年轻的同事常规花一些时间来研究和实践头影测量分析，因为：

- 作为从事面部治疗的专家群体之一，正畸医生常采用 X 线头影测量进行分类、定义、治疗和随访他们的临床病例，我们也需要相互沟通。
- 对一个特定的临床病例，研究其面部轮廓和骨骼结构所发生的变化，最好的方法之一是比较一系列的头影描绘图，不仅对正畸治疗是这样，对外科手术同样如此。
- 在最初几年的临床实践中，除了"头影测量控制"以外，其他形式的分析方法没有得到充分的发展利用。

在我们职业生涯的早期，我们需要头影测量分析是为了专业上的进步，而后期，我们需要超越头影测量分析而继续谋求发展。

9.5.2　X 线头测影量法的基础

最常用的头影测量分析包含了参数的收集，其可以分为三个亚组：牙齿、骨骼和软组织分析。下文选择性地介绍了几种侧位头影描绘图的基本头影测量，其主要目的是鼓励读者在将来的实践中发现更多的头影测量分析。

9.6　牙齿的头影测量分析

牙齿的头影测量分析的主要范围是研究上、下中央切牙的空间位置。测量的每个角度或距离必须与第 8 章中所述的临床发现相互关联。

9.6.1　切牙间角

切牙间角由一条穿过切牙缘和上下颌骨中央切牙根的顶点连线而成，其标准值是 130°。在角度比较小的病例，表明一个或两个切牙过度唇向（向前）倾斜；而在角度比较大的病例，表明一个或两个切牙过度舌向（向后）倾斜（图 9.16）。切牙间角的测量本身不能说明哪一组（上或下）切牙是异常倾斜。

9.6.2　上中切牙与上颌骨平面夹角

上中切牙和上颌骨平面角有助于分析上前牙的倾斜度。其标准值是 110°。上颌骨上穿过鼻前棘和鼻后棘的线构成上颌骨平面（图 9.17）。

9.6.3　下切牙与下颌骨平面夹角

下切牙和下颌骨平面夹角有助于分析下

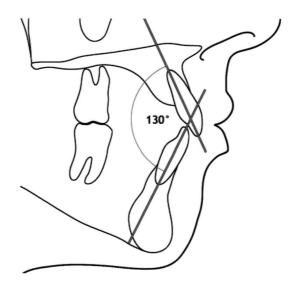

图 9.16　切牙间角。其标准值是 130°

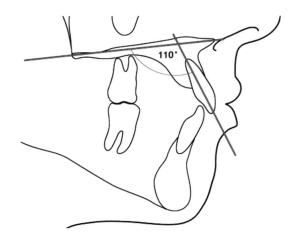

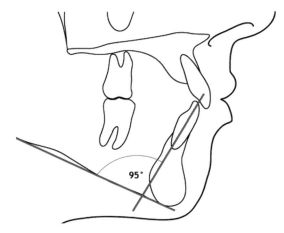

图 9.17　上中切牙和上颌骨平面夹角。其标准值是 110°

图 9.18　下切牙和下颌骨平面夹角。其标准值是 95°

前牙的倾斜度。其标准值是 95°。下颌骨平面可以用多种方法构成，最简单的方法是沿下颌骨下缘画一条切线（图 9.18）。

9.6.4　上颌切牙突出度

上颌切牙突出度（前后位置）可通过测量上颌骨中央切牙的切缘和通过 A 点和颏前点（A- 颏前点线）的连线之间的距离得到。其平均标准值是在这条参考线前方 2.7 mm，范围介于参考线前方 5.0 mm 与参考线后方 1.0 mm（图 9.19）。只要颏前点在其正常的前后位置，这个特殊的测量就是可靠的。例如，在一个颏前点太向后的病例，该分析可能得出上切牙太过突出的错误诊断。

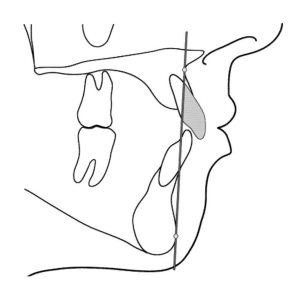

图 9.19　从上中切牙的切牙缘到 A- 颏前点连线的距离。其平均标准值是在这条参考线之前 2.7 mm，范围介于参考线之前 5.0 mm 与参考线后方 1.0 mm

9.7　骨骼的头影测量分析

头影测量法可深入研究颌骨与颌骨间、颌骨与其他骨性结构间的垂直向和前后向的空间关系。下列参数摘自 James McNamara 于 1984 年出版的一本比较复杂的现代分析书籍[10-11]。

9.7.1　上颌骨与颅底前后关系的评估

这个测量利用了一条通过鼻根点的垂直参考线。在理想的成年人，A 点应该在这个参考线之前 1.0 mm（图 9.20）。关于上颌骨前后位置的临床观察和头影测量分析之间有

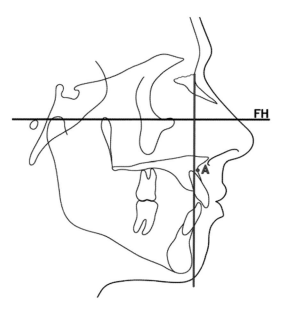

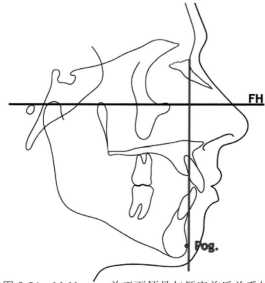

图 9.20　McNamara 关于上颌骨与颅底前后关系的评估。在理想的成年患者，A 点应该位于参考线之前 1.0 mm

图 9.21　McNamara 关于下颌骨与颅底前后关系的评估。在理想的成年患者，颏前点应该介于这条参考线之后 2.0 mm 与参考线之前 4.0 mm

可能存在差异的问题，James McNamara 建议"临床检查应该优先，必须避免仅按照头影测量分析标准对患者进行治疗"[11]。

9.7.2　下颌骨与颅底前后关系的评估

该测量也利用了一条通过鼻根点的垂直参考线。在理想的成年患者，颏前点应该介于这条参考线之后 2.0 mm 与参考线之前 4.0 mm（图 9.21）。

9.7.3　上颌骨与下颌骨关系的评估

为了研究下颌骨与上颌骨之间的关系，McNamara 提议构建一个三角形，包含下颌骨长度、中面部长度和前下面高度（图 9.22）。下颌骨长度是测量从髁状突外点（condylion）到颌下点（gnathion）之间的距离（Co-Gn），中面部长度是测量从髁状突外点到 A 点之间的距离（Co-A 点），前

下面高度是测量鼻前棘和颏下点之间的距离（ANS-Me）。对给定的任何中面部长度，参考表 9.1，我们可得出相应的正常下颌骨长度和前下面高度的范围。

9.8　软组织的头影测量分析

许多软组织的头影测量也可在真人比例大小的临床照片上进行，或直接在患者身上进行，以作为人体测量数据。下列软组织头影测量分析的例子是用两个不同患者的描绘图和照片进行比较。

9.8.1　垂直比例

上、下面部的比例可通过将眉间点和软组织颏下点之间的垂直距离在鼻下点处分开进行评估。从眉间点到鼻下点的距离应该等于从鼻下点到软组织颏下点的距离。上唇应

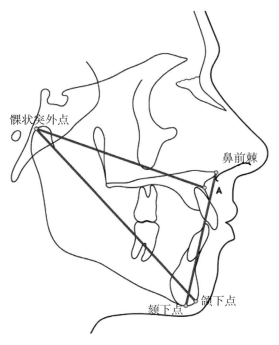

图 9.22　McNamara 关于下颌骨与上颌骨关系的评估。利用下颌骨长度、中面部长度和前下面高度构建一个三角形。下颌骨长度是测量从髁状突外点到颌下点之间的距离（Co-Gn），中面部长度是测量从髁状突外点到 A 点之间的距离（Co-A 点），前下面高度是测量鼻前棘到颏下点之间的距离（ANS-Me）。在理想的患者，这三个距离之间的比例如表9.1所示

表 9.1　表示中面部长度、下颌骨长度和前下面高度之间关系的 McNamara 复合标准

中面部长度（mm；Co-A 点）	下颌骨长度（mm；Co-Gn）	前下面高度（mm；ANS-Me）
80	97 ~ 100	57 ~ 58
81	99 ~ 102	57 ~ 58
82	101 ~ 104	58 ~ 59
83	103 ~ 106	57 ~ 58
84	104 ~ 107	59 ~ 60
85	105 ~ 108	60 ~ 62
86	107 ~ 110	60 ~ 62
87	109 ~ 112	61 ~ 63
88	111 ~ 1114	61 ~ 63
89	112 ~ 115	62 ~ 64
90	113 ~ 116	63 ~ 64
91	115 ~ 118	63 ~ 64
92	117 ~ 120	64 ~ 65
93	119 ~ 122	65 ~ 66
94	121 ~ 124	66 ~ 67
95	122 ~ 125	67 ~ 69
96	124 ~ 127	67 ~ 69
97	126 ~ 129	68 ~ 70
98	128 ~ 131	68 ~ 70
99	129 ~ 132	69 ~ 71
100	130 ~ 133	70 ~ 74
101	132 ~ 135	71 ~ 75
102	134 ~ 137	76 ~ 76
103	136 ~ 139	73 ~ 77
104	137 ~ 140	74 ~ 78
105	138 ~ 141	75 ~ 79

Co-A 点：髁状突外点到 A 点；Co-Gn：髁状突外点到颌下点；ANS-Me：鼻前棘到颏下点。

位于鼻下点到软组织颏下点的垂直距离的上 1/3 处，而下唇大约位于下 2/3 处（图 9.23 ）。

9.8.2　鼻面角

鼻面角由从眉间点到软组织颏前点的直线与沿鼻背轮廓画的直线交叉构成。其平均值范围从 30° ~ 35°（图 9.24 ）。

9.8.3　鼻颏角

鼻颏角由沿鼻背轮廓画的直线与连接鼻尖到软组织颏前点的直线（E 线）交叉构成。其平均值范围从 120° ~ 132°（图 9.24 ）。

9.8.4　颏颈角

颏颈角由 E 线与颏下轮廓的切线交叉构

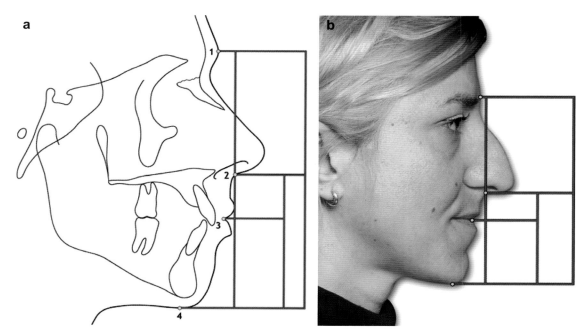

图 9.23 （a）在一位患者的侧位头影测量描绘图上测量的垂直比例；（b）在另一位患者临床照片的侧位视图上测量的垂直比例

成。其平均值范围从 120°～132°（图 9.24 ）。

9.8.5 颏下 – 颈角

颏下 - 颈角由颏下和颈部轮廓的切线构成。其平均值在男性是 126°，在女性是 121°（图 9.24 ）。

9.8.6 鼻下垂直参考线

通过鼻下点的垂直线可以作为评估上、下唇和颏部突出度的参照。选择鼻下点作为参照之前，必须摆正自然头位并排除鼻下区域自身的局部畸形，例如鼻棘突出或后缩、鼻中隔尾部过度生长，或任何其他导致鼻下点错位的情况。

上唇应在鼻下垂直参考线前方 1～2 mm，下唇应在此线上方或后方 1 mm，软组织颏前点应在此线后方 1～4 mm（图 9.25 ）。

9.8.7 鼻唇角

鼻唇角由鼻小柱切线和上唇切线交叉构成。在咬合理想和面部平衡良好的成年人[11]，其平均值是 102°，男性和女性有 8° 的标准偏差。此角可以用一条通过它的水平线进一步划分以单独评估鼻小柱和上唇倾斜度（图 9.26 ）。另外，对于这一参数，在评估鼻小柱和上唇倾斜度之前，应该注意检查鼻下点的位置有无异常。

9.9 难以描绘的点、线和角

有时，由于患者存在解剖变异，很难识别和描绘一个或多个点、线或角。在这些病例，不应利用头影测量规则来获得线或角的测量值，最好是回到直接临床检查来评价面部特征。

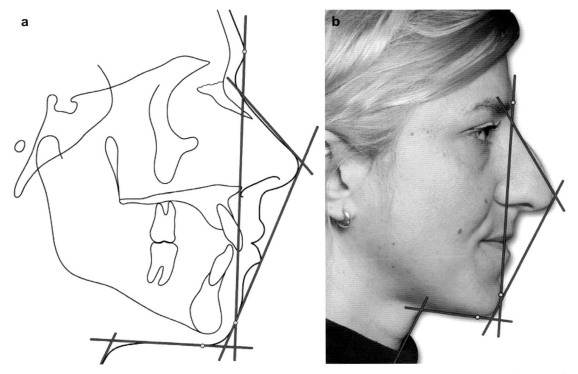

图 9.24 （**a**）在一位患者的侧位头影测量描绘图上测量的鼻面角、鼻颏角、颏颈角和颏下 - 颈角；（**b**）在另一位患者临床照片的侧位视图上测量的鼻面角、鼻颏角、颏颈角和颏下 - 颈角

9.10 上下颌复合体的概念

在很多临床病例，牙齿分析得到的发现与面部评估得到的发现密切相关。例如，Ⅱ 类牙齿咬合伴有下颌骨前突不足通常与特殊的面部轮廓相互关联，即下唇 - 颏部 - 颏下 - 颈部轮廓不佳、颏部后缩和鼻尖相对过度突出。

在其他病例，如面部平衡较差的患者，或第一眼看上去可能与牙颌面畸形很相似的患者，也能发现几乎完美的咬合关系，可能是先天发育如此，也可能是正畸治疗的结果。遗憾的是，尽管已经具备正常的牙齿咬合关系，在手术 - 正畸联合治疗后仍能见到相似的临床情况。

上下颌复合体（maxillomandibular complex，MMC）向前或向后、向上或向下移动，以及顺时针或逆时针旋转的概念，在制订正颌手术[12-13]计划时，应与颌骨手术整体进行，已经不是新鲜事，将来，应该把此概念作为一项基本工具延伸至任何形式的面部分析中。

头影描绘图 9.27a 显示了 MMC 的基本构成即牙齿和骨骼。MMC 的空间位置评价要考虑其前后向、垂直向或横向，以及顺时针或逆时针旋转的程度和旋转点（图 9.27b ~ e）。

图 9.28 报告了一例错位的 MMC（在图 9.1 中显示的临床病例）。由于他在童年时期进行过正畸治疗，其牙齿咬合关系是可以接受的，但是其在鼻前棘水平的 MMC 顺时针

图 9.25　在侧位头影测量描绘图（**a**）和临床照片的侧位视图（**b**）上测量的鼻下垂直参考线。需要事先检查鼻下点是否太向前（**c**）或太向后（**d**），以避免构建参考线时出现错误

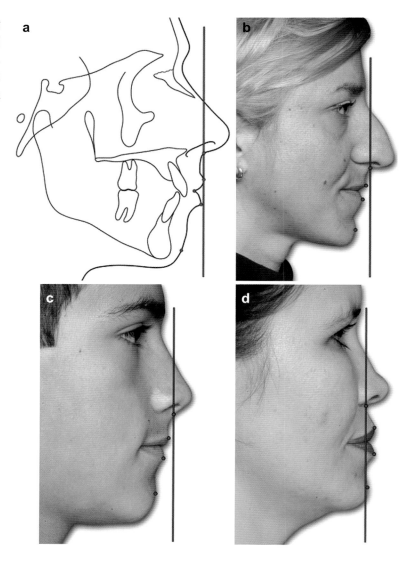

图 9.26　鼻唇角由鼻小柱切线和上唇切线交叉构成。（**a**）此角可以用一条通过它的水平线进一步划分以单独评估鼻小柱和上唇倾斜度。（**b**）图示为一个上颌骨发育不良的临床病例，其整个鼻唇角测量为 103°，但是鼻小柱部分为 0°，而上唇部分为 103°

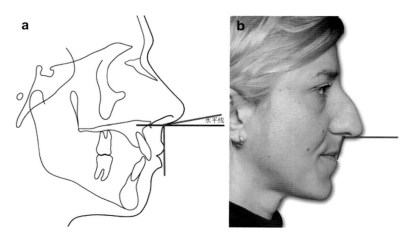

旋转导致唇颏沟扁平、软组织颏部后缩、下颌缘清晰度欠缺，以及颏部 - 颈部侧位轮廓不佳。

9.11 在早衰外貌中牙颌面畸形的影响

　　牙齿、骨骼、软骨的形状和体积对软组织覆盖的支撑起着根本性的作用，并极大地影响着面部老化过程。因此，许多"牙齿 - 骨骼"问题可能是年轻患者表现出早衰外貌的主要原因，尤其是中面部后缩、鼻旁后缩、下颌骨后缩和小颏畸形、上下前牙后缩和前面垂直向发育过度，产生的影响均类似，即软组织支撑较差。

　　第 10 章 10.1 "衰老的结构性因素"还将介绍牙颌面畸形和早衰外貌的密切关系。

9.12 牙颌面畸形分析列表 [8]

- 面部是否对称？
  - □ 是的
  - □ 不是，因为 ...
- 面部上 1/3 是否对称？
  - □ 是的
  - □ 不是，因为 ...
- 眼球是否对称？
  - □ 是的
  - □ 不是，因为 ...
- 面部中 1/3 是否对称？
  - □ 是的
  - □ 不是，因为 ...
- 面部下 1/3 是否对称？
  - □ 是的

---

[8]　Springer Extra Materials 第2部分（extras.springer.com）。

- □ 不是，因为 ...
- 在正位视图，面部形状是：
  - □ 宽的
  - □ 窄的
  - □ 长的
  - □ 短的
- 下巩膜显露：
  - □ 没有
  - □ 有，右 ...mm；左 ...mm
- 明确颧骨突出度：
  - □ 发育不全的
  - □ 平衡的
  - □ 明显的
- 全面部侧面轮廓是：
  - □ 直的
  - □ 轻度凹面型
  - □ 凹面型
  - □ 轻度凸面型
  - □ 凸面型
- 明确鼻旁区域（梨状孔）：
  - □ 正常的
  - □ 发育不全的（后移的）
- 嘴唇是否对称？
  - □ 是的
  - □ 不是，因为 ...
- 唇形闭合是否达到肌肉紧绷的程度？
  - □ 是的
  - □ 不是
- 当口周肌肉组织松弛时是否能保持唇形闭合？
  - □ 是的
  - □ 不是
- 在侧位视图，从鼻尖到软组织颏下点是否为柔和的曲线而非直线特征？在口裂点是否有一个独特的、清晰的角度？
  - □ 是的
  - □ 不是，因为 ...
- 上唇的侧面轮廓是：
  - □ 正常突出的

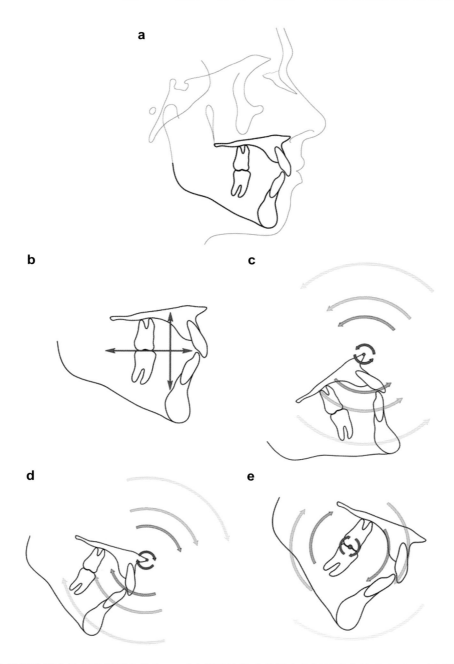

图 9.27　头影描绘图中的上下颌复合体（MMC）显示这位患者具有良好的咬合关系（**a**）。在侧位视图评价 MMC 的空间位置应该考虑其垂直向和矢状向位置（**b**）以及旋转的程度、旋转点和方向。在鼻前棘点逆时针旋转的 MMC 形成一个突出的软组织颏部，对上切牙影响很小（**c**）；而相反的旋转则使颏部后缩，对上切牙的影响也很小（**d**）。以咬合平面为中心在第一磨牙水平的 MMC 顺时针旋转可导致面下 1/3 延长以及鼻前棘突出和颏部轮廓后置（**e**）

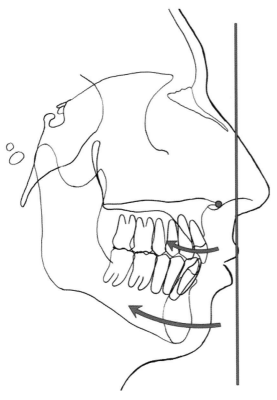

图 9.28 图 9.1 中临床病例的上下颌复合体（MMC）描绘图。在鼻前棘水平的 MMC 顺时针旋转导致唇颏沟扁平、软组织颏部后缩、下颌缘清晰度欠缺和颏部 - 颈部侧位轮廓不佳

- □ 太前向
- □ 太后向
- 明确鼻唇角：
  - □ 理想的
  - □ 太锐的
  - □ 太钝的
- 下唇的侧面轮廓是：
  - □ 正常突出的
  - □ 太前向
  - □ 太后向
- 微笑时明确上颌切牙和牙龈显露：
  - □ 无上切牙显露
  - □ 上切牙显露不佳
  - □ 上切牙和牙龈显露（在牙龈缘稍上）

- □ 理想
- □ 减少（审美上可以接受的牙龈显露）
- □ 牙龈显露过度
- 上前牙的前后突出度是：
  - □ 理想的（与面部轮廓平衡的）
  - □ 太前向
  - □ 太后向
- 骨性颏部是否对称？
  - □ 是的
  - □ 不是，因为 ...
- 颏部外形是否对称？
  - □ 是的
  - □ 不是，因为 ...
- 微笑时颏部是否能保持对称？
  - □ 是的
  - □ 动力性不对称，由于 ...
- 在正位视图，颏部形状是：
  - □ 宽的或窄的
  - □ 垂直向过长
  - □ 垂直向过短
- 颏部的侧面轮廓是：
  - □ 平衡的
  - □ 太突出的
  - □ 太后移的
- 软组织颏前点是：
  - □ 相对下唇缘点（Li）太向后
  - □ 相对 Li 轻度向后（平衡的）
  - □ 与 Li 垂直
  - □ 在 Li 前面
- 明确颏部形状是：
  - □ 尖的
  - □ 大的
  - □ 方的
  - □ 女巫样颏部（颏下垂）
  - □ 分裂颏
  - □ ...
- 鼻唇沟是：
  - □ 平衡的
  - □ 深的

　　☐ 浅的
- 下唇 / 颏部垂直比率是：
　　☐ 平衡的
　　☐ 长唇和短颏部
　　☐ 短唇和长颏部
- 相对于整个面部明确下颌大小：
　　☐ 平衡的
　　☐ 小的
　　☐ 大的
- 明确下颌倾斜度：
　　☐ 理想的
　　☐ 顺时针旋转的
　　☐ 逆时针旋转的
- 从下颌角到颏部明确下颌缘清晰度：
　　☐ 理想的
　　☐ 差的
- 明确喉长度：
　　☐ 理想的
　　☐ 太短的
　　☐ 太长的
- 明确喉倾斜度：
　　☐ 理想的
　　☐ 过度向下
- 明确颈颏角：
　　☐ 理想的
　　☐ 太锐的
　　☐ 太钝的
- 牙齿咬合与面部是否对称？
　　☐ 是的
　　☐ 不是，因为 ...
- 上、下牙中线是否相互一致？
　　☐ 是的
　　☐ 不是，因为 ...
- 上切牙是否在下切牙前面（牙覆盖）？
　　☐ 是的
　　☐ 是的，但是它们之间有水平分离
　　　（牙覆盖增加）
　　☐ 不是（前牙反覆盖）
- 上牙弓是否比下牙弓宽？

　　☐ 是的
　　☐ 不是，因为双侧牙齿反𬌗
　　☐ 不是，因为单侧牙齿反𬌗
　　☐ 右侧反𬌗
　　☐ 左侧反𬌗
- 明确上、下切牙𬌗间的垂直关系（牙覆𬌗）：
　　☐ 理想的牙覆𬌗
　　☐ 深覆𬌗
　　☐ 开𬌗
- 明确面部软组织罩的厚度：
　　☐ Ⅰ 极度薄（病理性的）
　　☐ Ⅱ 薄的
　　☐ Ⅲ 轻度薄（稍微薄）
　　☐ Ⅳ 对年龄和性别是理想的
　　☐ Ⅴ 轻度厚（稍微厚）
　　☐ Ⅵ 厚的
　　☐ Ⅶ 极度厚（极度肥大患者）

9.13 牙颌面畸形推荐术语[9]

- **鼻翼折痕结合部**：在侧位视图中鼻翼皱襞形成的曲线的最后点，其被用做测量鼻尖突出度的标志。
- **鼻前棘**：上颌骨描绘图中的最前点（鼻棘尖），其是头影测量的参考点。
- **头影描绘图**：在硫酸锌哑光纸上根据头颅 X 线片用铅笔描绘出牙齿、面骨和颅骨以及软组织轮廓等某些解剖结构的轮廓。
- **颧骨点**：在中面部 1/3 平衡的正常人，其是骨性颧骨的顶点，在侧位视图中位于外眦下 20 ~ 25 mm 和外眦前 5 ~ 10 mm，在正位视图中位于外眦下 20 ~ 25 mm 和外眦外 5 ~ 10 mm[3]。扁平的颧骨点常常

9　Springer Extra Materials 第 3 部分（extras.springer.com）。

与颧骨缺陷和上颌骨发育不全相关。

- 颏部缺陷：是指颏部轮廓缺乏前突度。
- 颏垫：被覆骨性颏部的厚的软组织。
- 髁状突外点：在头颅侧位 X 线片上，下颌骨髁状突轮廓的最外上点。其是头影测量的参考点。
- 反𬌗：一个或多个上牙位于相对各自下牙的舌侧（内侧）位置。前牙反𬌗亦称为前牙反覆盖。
- 牙齿分类：牙弓间的矢状关系分类。Ⅰ类：两个牙弓间的前后关系正常。Ⅱ类：上牙弓太前向和（或）下牙弓太后向。Ⅲ类：上牙弓太后向和（或）下牙弓太前向。
- 牙齿拥挤：毗邻牙齿间排列不整齐，其分级从轻度到重度。
- E 线（美容线）：连接鼻尖和颏部轮廓最前点（软组织颏前点）的参考线。
- 眉间点（软组织眉间点）：额部正中矢状面的最突出点 [9]。其受额窦气腔形成的影响，而且其前后位置变化较大。
- 颏下点：在头颅侧位 X 线片上，下颌骨正中联合轮廓的最前下点。其是头影测量的参考点。
- 高 / 低下颌平面角：下颌平面的过度顺时针（高）或逆时针（低）旋转。高下颌平面角与高发散面型和长脸有关，低下颌平面角与低发散面型和短脸有关。
- 高 / 低发散面型：相对于后面高度，前面高度增加（高发散）和减少（低发散）（也见高 / 低下颌平面角）。
- 唇颏沟（下颌沟轮廓）：将颏部和下唇分开的水平皮肤凹陷。其形状变化从扁平曲线到深沟。
- 上唇缘点：上唇皮肤黏膜缘的指示点，是上唇的最前点（通常）。其是头影测量的参考点。
- 下唇缘点：下黏膜唇的下缘中点。
- 唇支撑：前牙及其周围牙槽骨在唇形塑造中的作用。

- 牙槽骨前突 / 后缩：牙齿及其牙槽骨相对于颌骨基底的正常前向（前突）位置或后向（后缩）位置。其可能涉及上颌骨和（或）下颌骨牙弓。
- 颧突：颧骨区域最大的外表面突出点。
- 下颌骨发育不足：整个下颌骨发育不全。其是Ⅱ类牙颌面畸形最常见的原因。
- 下颌平面：由下颌缘切线构成，是头影测量的参考平面。
- 上颌骨点：是由 Arnett 和 Bergman 描述的颧骨 - 鼻部 - 唇部轮廓连续体的最前点 [3]，其是上颌骨前后位置的指示点。
- 上颌平面：是头影测量的参考平面，是由在上颌骨描绘图上从鼻前棘通过鼻后棘的一条线所构成。
- 颏下点：在头颅侧位 X 线片上是下颌骨正中联合阴影的最低点，其是头影测量的参考点。软组织颏下点是软组织颏部轮廓的最低点，通过骨性颏下点的垂直线可以找到此点，也是头影测量的参考点。
- 小颏畸形：从咬合关系考虑，该术语指颏部突出度不足。
- 肌肉紧绷：通过肌肉收缩来使唇形密合导致的颏部轮廓扁平。其在很多牙颌面畸形（牙和骨性开𬌗、牙和骨性Ⅱ类错𬌗畸形）很常见。
- 鼻根点：在正中矢状面，上额鼻缝的最前点。其是头影测量的参考点。软组织鼻根点是在额部和鼻部之间中线上的最凹点。
- 颈 - 喉点：颏下 - 颈部轮廓的最上后点。
- 𬌗平面：平分第一磨牙和切牙重叠的尖端的平面。
- 覆𬌗：当两列牙弓咬合在一起时切牙垂直重叠。深覆𬌗是上、下切牙间过多地垂直重叠。开𬌗是指无重叠但有垂直向的分离。

- 覆盖：上切牙在下切牙之前水平重叠。由于上切牙的边缘厚度，正常情况下其值是 2 ~ 3 mm。牙覆盖增加是指上、下切牙间的水平距离过大。前牙反覆盖（前牙反𬌗）是指下切牙在上切牙之前。

- 颈阔肌条索（"土耳其火鸡"效应）：是指在老化的颏下和颈部区域两侧垂直的皮肤条索。原因是颈阔肌变薄、变长和裂开，以及脂肪堆积、皮肤过多和光损害。

- 颏前点：骨性颏部轮廓的最前点，是头影测量的参考点。软组织颏前点是颏部轮廓的最突出和最前向点，也是头影测量的参考点。

- A 点：位于鼻前棘和被覆上颌切牙的牙槽骨最低点之间的上颌骨前凹面的最后中线点。其是头影测量的参考点。

- 鼻后棘：在上颌骨描绘图中是上腭骨的最后点，其是头影测量的参考点。

- 鼻突点：即鼻尖，是鼻部的最突出或最前点。

- 巩膜显露（下巩膜显露）：当患者在自然头位并直视的情况下，在虹膜和下睑缘之间存在一个白色巩膜条。其可能是眼球突出症、以前的创伤、既往手术、下睑松弛或伴上颌骨发育不全的牙颌面畸形的一个体征。

- 骨骼分类：上颌骨和下颌骨间的矢状关系分类。Ⅰ类：上颌骨和下颌骨间的前后关系正常。Ⅱ类：上颌骨过度前向（或）下颌骨过度后向。Ⅲ类：上颌骨过度后向和（或）下颌骨过度前向。

- 鼻下点：鼻小柱与上唇在中央矢状面上的融合点[9]。其变化很大，与鼻中隔尾部和鼻棘形态有关。

- 喉长度：在下面部轮廓上是颈 - 喉点与软组织颏下点之间的距离。在临床上，喉长度最好不用仪器测量其长短。

- 女巫样颏部畸形（颏下垂）：颏垫的扁平和下垂与颏下沟的加深有关。其可能与老化有关或是医源性的。

参考文献

[1] Ackerman JL(1998) An orthodontic viewpoint. In: Rosen HM (ed) Aesthetic perspective in jaw surgery. Springer, New York.

[2] Arnett GW, Bergman RT (1993) Facial keys to orth-odontic diagnosis and treatment planning. Part I. Am J Orthod Dentofacial Orthop 103:299-312.

[3] Arnett GW, Bergman RT (1993) Facial keys to orth-odontic diagnosis and treatment planning. Part II. Am J Orthod Dentofacial Orthop 103:395-411.

[4] Burstone CJ (1967) Lip posture and its signifi cance in treatment planning. Am J Orthod 53:262-284.

[5] Dedo DD (1980) "How I do it" – plastic surgery. Practical suggestion of facial plastic surgery. A preoperative classification of the neck for cervicofacial rhytidectomy. Laryngoscope 90:1894-1896.

[6] Ellenbogen R, Karlin JV (1980) Visual criteria for success in restoring the youthful neck. Plast Reconstr Surg 66:826-837.

[7] Han UK, Vig KW, Weintraub JA, Vig PS, Kowalski CJ (1991) Consistency of orthodontic decisions rela-tive to diagnostic records. Am J Orthod Dentofacial Orthop 100:212-219.

[8] Hoeffl in SM (2002) The beautiful face: the fi rst math-ematical defi nition, classifi cation and creation of true facial beauty. Steven M. Hoeffl in, Santa Monica. ISBN 0-9713445-0-7.

[9] Jacobson A (ed) (1995) Radiographic cephalometry. From basics to video imaging. Quintessence Publishing, Chicago.

[10] McNamara JA (1984) A method of cephalometric evaluation. Am J Orthod 86: 449-469.

[11] McNamara JA, Brudon WL (1993) Orthodontic and orthopedic treatment in the mixed dentition. Needham Press, Ann Arbor.

[12] Reyneke JP (1998) Surgical manipulation of the occlusal plane: new concepts in geometry. Int J Adult Orthodon Orthognath Surg 13:307-316.

[13] Reyneke JP (2003) Essentials of orthognathic surgery. Quintessence Publishing, Chicago.

[14] Zweig BE (2000) Esthetic analysis of the cervicofa-cial region. Atlas Oral Maxillofac Surg Clin North Am 8(2):1-11.

第10章　面部衰老

"我们遇到了敌人……而他正是我们自己！"
——Walt Kelly（引自参考文献 [7]）

　　"衰老进程"是几个要素的概括，涉及面部美学的所有四个主要部分：

- 软组织质量
- 软组织数量
- 软组织动力学
- 支撑性骨、牙齿和软骨性骨架

　　引起衰老的因素其实很早就开始作用于面部组织，但是其影响是需要日积月累才能显现出来。这使我们想起人类尚不能解决的许多重大问题，如战争、臭氧层空洞、重大的金融危机、环境污染等。没有人来为所有这些事情承担罪责，因为是我们个人的行为，从时间和空间上来说是如此渺小和遥远，以致当问题全面爆发时，我们已经完全迷失了问题的因果联系。

　　因此，面部分析的难点之一就是早期发现年轻患者衰老的迹象，以及识别能够最终加速衰老效应的基本进展性畸变。换句话说，我们当前既要观察年轻的患者，也要考虑到将来一系列的老化问题。

10.1 衰老的结构性因素

当一个年轻或中年患者表现出"衰老"时，应该怀疑、寻找和评估是否存在一个或多个衰老的结构性因素。例如，两个结构性因素联合起来，一个影响软组织，如垂直方向伸长的上唇；另一个影响牙齿和骨骼结构，如垂直方向缩短的上颌骨，可影响整个面下 1/3，产生衰老外观。这种负面因素联合起来也可以影响患者的微笑行为，导致上前牙显露减少（图 10.1）[1]。

有时，衰老的结构性因素不容易被发现，因为软组织覆盖层可以提供代偿，这种情况在年轻患者有很大的掩饰作用。一个典型的例子就是拔牙的影响，如图 10.2 中小女孩的临床病例，在其童年时期由于正畸治疗的需要拔掉了牙齿。正畸治疗前，她的父母最担心的是突出的前牙；她的牙科医生通过拔除两侧的上前磨牙和后移上切牙而"解决了"这个问题，但是，下颌骨发育不足未予治疗（或误诊）。病历资料显示，在她 26岁时，上唇早衰的迹象已经很明显，随着软组织覆盖层产生的掩饰作用逐步消失，未来将进一步恶化。

该病例证明了我们最初的主张，即如果我们的行为，比如拔牙和正畸治疗在时间和空间上是如此的遥远，以致当老化问题突显时，我们以及我们的患者也忘掉了病因和结果之间的联系。为了预防这种牙颌面畸形带来的美学问题以及对抗老化过程，在该患者少年时期就应该进行不同的治疗：

- 避免拔除上前磨牙。
- 两侧各拔除一个下前磨牙。
- 采用正畸治疗后移下前牙。
- 进行下颌骨前移术以纠正错位咬合的矢状部分以及面部侧貌轮廓。

10.2 软组织质量和衰老

通过皮肤改变的衰老行为，有两种截然不同的基本过程：内在的和外在的。内在的衰老是不可避免的，不能随意控制，反映了患者的遗传背景。外在的衰老原因主要是日晒、吸烟、过量饮酒和营养不良，因此在某种程度上是可以预防的 [1]（见第 13 章13.14）。

在临床面部分析中以及在与患者沟通时，鉴别皮肤的质量是十分必要的，包括皮肤的颜色、质地、色泽、弹性、色素损害、皮肤量、皮肤移位以及其他面部软组织（也见第 5 章 5.5）。

10.3 软组织数量和衰老

老化也可以表现为容积减少、表面积扩大和面部软组织移位。萎缩过程（真皮萎缩、肌肉萎缩、结缔组织萎缩和脂肪萎缩）导致容积减少。皮肤和结缔组织的延长（真正的或相对的）导致皮肤过多、"袋"的形成和下垂。这两个过程的相互作用也可以引起眶内、颊部、面部和颈部的垂直向移位。相同的移位也可以影响泪腺和颌下腺。

一些面部凸起随着衰老变得扁平，如颊部和唇部；而某些平坦区域则变得凸出，如下睑和颏下区域。

---

[1]   该病例的整套临床面部摄影资料来自Springer Extra Materials（extras.springer.com）第4部分（临床病例8）。

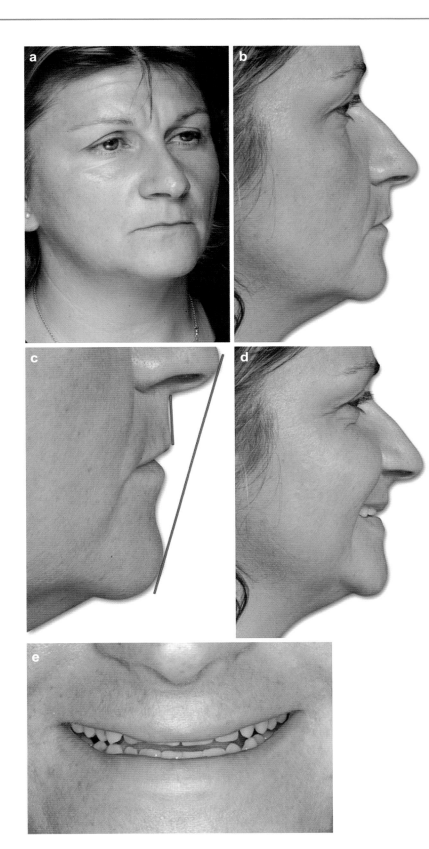

图 10.1　患者为 40 岁女性，垂直方向上结构性伸长的上唇合并缩短的上颌骨。二者共同导致早衰的外观（a，b）。在侧位视图中，口周区域的近景分析（c）使我们得出如下结论：（1）上唇的皮肤部分过长；（2）上唇过度顺时针旋转；（3）观察者无法看到上唇的唇红部分；（4）整个上唇轮廓的支撑很差，相对于 E 线（连接鼻尖和颏部轮廓最前点的参考线）可观察到其位置太靠后。微笑时由于不能正常显露上前牙和牙龈，更证明了其过早衰老的外观（d，e）

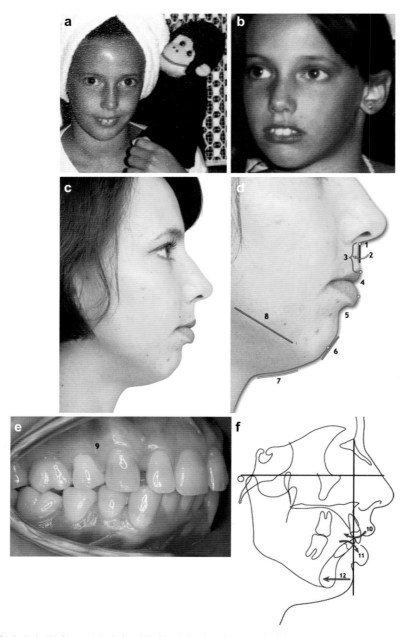

图 10.2　在患者个人相册中，两张童年时期的照片可以清晰地看到突出的上切牙（a，b）。在她 26 岁时，包括牙弓和头影描绘图（c ~ f）的完整面部分析明显可以看到：1.上唇垂直向中度延长；2.上唇轮廓顺时针旋转；3.患者保持口唇闭合时，上唇轮廓扁平；4.上、下唇的唇红暴露异常；5.下唇过度外翻；6.保持唇形闭合时必须肌肉紧绷，导致颏部轮廓扁平；7.喉长度减少；8.下颌缘清晰度缺失；9.两侧上前磨牙缺如；10.上切牙顺时针旋转；11.下切牙逆时针旋转；12.下颌骨明显后缩

10.4 软组织动力学和衰老

肌肉活动可以产生明显的皮肤褶皱，与此同时，也可以支撑某些皮肤区域，就像眉毛，给人一种错误的印象：眉毛的位置是恰当的。当进行面部分析时，观察者应注意想象皮下表情肌的方向以及与外部可见效果之间的联系。

10.5 骨性支撑框架和衰老

已存在的牙颌面畸形可能使衰老外观加重和提前表现出来。如果患者看起来比较衰老，应该检查患者的照片，寻找任何已存在的老化迹象和面部骨骼的一般特征。缺乏支撑可能局限于或遍布面部更多的亚结构，影响骨骼、软骨和牙齿框架。

10.6 认识面部衰老

概述

比较年轻和衰老的面部，可发现一个或多个以下改变：
- 整体面型变长、变窄，也可能从三角形变成矩形。
- 某些亚结构变得空虚，而另一些则变得饱满。
- 某些侧貌曲线变得扁平。
- 某些新曲线出现。
- 某些侧貌片段伸长。

10.7 认识面部衰老征象

有些衰老征象在年轻的面部是不存在

的，例如颈阔肌条索；而另一些征象则已经存在于年轻的患者，它们的变化如鼻唇线转变成鼻唇沟和鼻唇皱襞，凸显了衰老的过程。

第 13 章 13.15 将深入探讨面部衰老的理论，以下我们将按照从前额到颈部的顺序，罗列出一系列的临床衰老征象。

10.7.1 前额横纹

水平额纹通常是两三条连续或中央中断的皱纹。继发于长期的额肌收缩，以提升下降的眉毛。和其他表情纹、线或沟一样，前额横纹垂直于其下的肌纤维（图 10.3）[2]。

10.7.2 眉间纹

眉间纹可以分成垂直纹和水平纹。垂直皱眉纹位于眉间，通常一边一个，与皱眉肌纤维方向垂直；而水平皱眉纹是典型的单个皱纹，位于鼻根，与降眉肌纤维方向垂直（图 10.3）。眉间纹被认为是表情纹。

10.7.3 颞部凹陷

在某些软组织体积进行性减少的区域可见到面部衰老过程，其产生的结果称为骨架化；然而，在其他软组织进行性增加或过多的区域，则产生隐藏骨骼和肌肉轮廓的相反效果。颞部区域通常会经历渐进性的体积减少，产生凹陷，导致明显的骨性边界：颧弓、外侧眶缘和颞肌嵴（图 10.4）。

---

[2]　该病例的整套临床面部摄影资料来自 Springer Extra Materials（extras.springer.com）第4部分（临床病例9）。

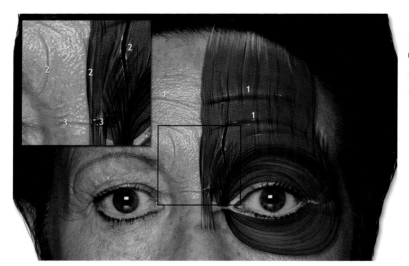

图 10.3 65 岁女性前额忧思纹。这些皱纹均继发于长期的额肌（1，额纹）、皱眉肌（2，一对垂直忧思纹）和降眉肌（3，单个的水平忧思纹）收缩

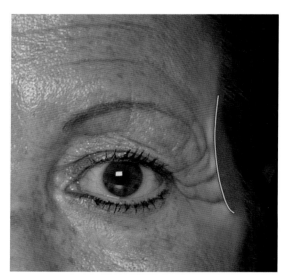

图 10.4 一名轻度颞部凹陷的 65 岁女性。颞区的骨性边界非常明显

10.7.4 眉下垂

发现眉下垂并不容易，因为额肌收缩可以产生某种程度的眉毛的"平衡性"上提，进而导致单纯的眉下垂与眼皮松垂相混淆（图 10.5a）。

正如许多其他面部结构一样，眉毛是一个移动目标！因此，上睑下垂矫正后，额肌

收缩力下降，眉毛向下移位，这时眉下垂对检查者和患者来说就明显容易被发现了。

另一个难题是深部的上睑皱襞和（或）突出的上眶缘产生的错觉效果。由此产生的水平向阴影使眉毛"更下垂"，即使它在同样垂直的位置。上睑体积的减少，或者是由于进行性退化，或者是由于侵入性手术治疗，导致眼眶骨架化，这也是产生阴影的原因（图 10.5b）。

在眉毛分析中，发现上睑皱襞在眼睑上和外侧眶周区延伸或 Connell 体征（在第 6 章也有介绍）很重要，这是前额下垂的特征之一（图 10.5c）。咨询时，可以预想矫正后眉毛垂直位置的效果，采用 Flower 手法，用指尖拉起眉毛[5]（图 10.5d）。

10.7.5 上睑悬垂

眼轮匝肌和眶隔的退化、眶隔脂肪垫的假性疝出，以及前额皮肤的进行性重力下降和上睑松弛可以产生上睑悬垂，通常在眶外侧表现得更明显（图 10.6）。上睑内侧后期饱满更多地是由于眶脂肪垫疝出，而不是皮肤过多。上睑皮肤冗余或上睑皮肤松垂的评估，可以通过用镊子夹捏眼睑过多的皮肤，

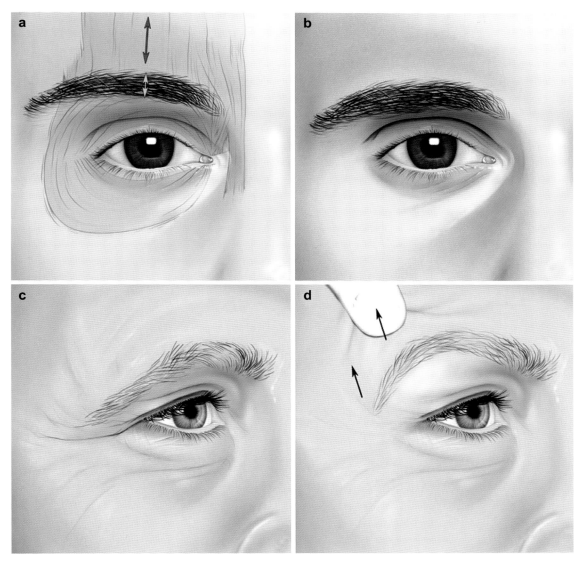

图 10.5　眉毛的垂直位置是动力性的，与额肌活动有关（a）。在上睑位置的水平阴影给人以眉毛比实际位置下垂的错觉（b）。上睑皮襞在眼睑上和外侧眶周区的外侧延伸或 Connell 体征是额部下垂的特征之一（c）。在会诊时可以想象矫正后眉毛垂直位置的效果，采用 Flower 手法，用指尖拉起眉毛（d）

直到睫毛开始外翻（图 6.7）。

10.7.6　鱼尾纹和眼睑纹

　　鱼尾纹和眼睑纹是细纹或线纹，发生在下睑和眶区外侧面，垂直于其下面的眼轮匝肌纤维。在进展为比较明显的线性皱纹的过程中，肌纤维的退化和延长以及眼睑皮肤松弛和重力性下降也起了一定的作用[3]（图 10.7）。

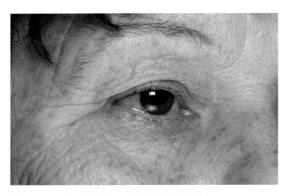

图 10.6　上睑悬垂，在眶外侧更明显

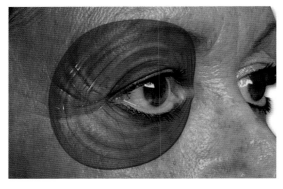

图 10.7　鱼尾纹和眼睑纹以及它们与眼轮匝肌纤维方向的关系

10.7.7　外眦弯曲

外眦弯曲继发于进行性外眦韧带松弛（图 6.6f）。明显的影响是外侧眼睑连合处下旋，伴有眦间轴向外上的倾斜度消失（图 10.8）。

10.7.8　巩膜显露

下巩膜显露是患者在自然头位和直视情况下，在虹膜和下睑缘之间存在的一条白色巩膜条带（图 10.9）。作为衰老的一个体征，巩膜显露是由于眦韧带和下睑板进行性松弛引起的。

10.7.9　下睑袋

下睑袋继发于皮肤、眼轮匝肌、眦韧带和眶隔的缩短和伸长，以及眶脂肪假性疝在内的综合因素（图 10.10）。眼上视的视图照片可以指出和记录眶脂肪假性疝（图 6.9b）。

10.7.10　泪沟畸形（睑颧皱襞）和睑颧沟

泪沟畸形（睑颧皱襞）是沿下眶缘内侧部分出现的皮肤凹陷，使该区域骨骼化。其与继发于衰老的脂肪丢失或侵入性手术脂肪

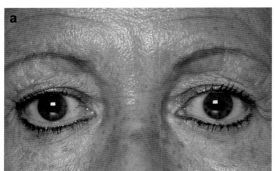

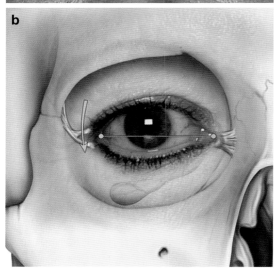

图 10.8　中度外眦弯曲和近似水平的眦间轴(a, b)

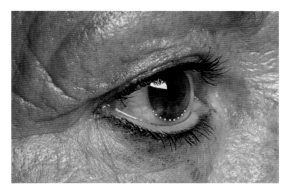

图 10.9　轻度巩膜显露，是由于眦韧带和下睑板进行性松弛引起的

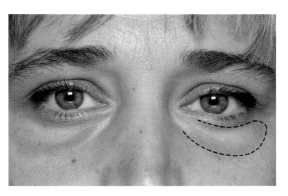

图 10.10　一位中年患者的下睑袋

切除有关，但是未治疗的年轻患者也可能出现。作为睑颧皱襞向外侧的延续，下睑和颧区的最终分界为睑颧沟（图 10.11）。

10.7.11　颧袋（"颊袋"）

颧袋或颊袋可以与下睑袋相区分，因为它们发生在眶下缘水平以下（图 10.12）。颧袋是由于眼轮匝肌和其上的皮肤退化以及眼轮匝肌下脂肪垫的下垂引起的[3]。

10.7.12　鼻唇沟

鼻唇沟是唇和颊的分界标志。颊部支撑减少导致皮下脂肪向前下方下降和下面的组织积聚、皱襞加深和上面组织减少。脂肪不能继续下降，因为在鼻唇线水平存在一个致密的筋膜真皮粘连；这导致形成一个深的鼻唇沟和加重的鼻唇皱褶，其或多或少与颧骨的骨架化有关[3]（图 10.13）。

10.7.13　耳前纹

这些垂直方向的皱纹通常是两条或三条，位于耳前区域，在耳屏和耳垂前方（图 10.13b）。

10.7.14　唇纹

上、下唇放射状的皱纹是表情纹，在唇红附近更明显（图 10.13）。唇纹是由于反复的肌肉收缩、真皮萎缩、口轮匝肌的张力减弱和伸长这些因素联合作用引起的。水平向横纹一般位于上唇人中上方，是单个的皮肤皱纹（图 10.13）。

10.7.15　水平上唇纹

该水平向的皱纹通常是单个的皮肤细纹，位于上唇人中上方（图 10.13）。

10.7.16　上唇垂直向延长和唇联合部下垂

人一生中，上唇皮肤部分垂直长度不断增长，同时皮肤/唇红比进行性增大。并且，唇的厚度和前突度在侧位观有减少倾向，同时唇红部分的体积减少（红唇退化）。伴随的体征是两侧唇联合的下垂（图 10.13）。

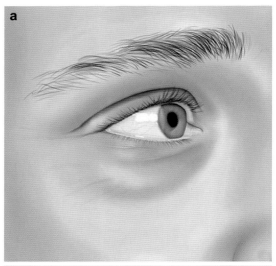

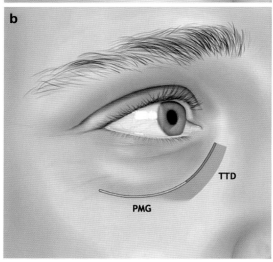

图 10.11　泪沟畸形（睑颧皱襞）和睑颧沟（a）。泪沟畸形（TTD，睑颧皱襞）的空间位置用淡蓝色表示，而睑颧沟（PMG）用黄色表示（b）

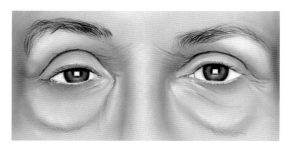

图 10.12　颧袋或颊袋

10.7.17　口角纹（联合部皱纹）和"木偶"纹

口角纹是短的、垂直向的皱纹，一般为双侧，有时很深，从口角向下延伸，而木偶纹是长的、垂直向的皱纹，位于颏部两侧（图 10.13）。

10.7.18　颌膨大和颌前凹陷

颌膨大是皮下脂肪沿着下颌缘和下颌缘下方堆积形成。颌膨大的前界颌前凹陷处由于下颌支持韧带的存在，阻止了脂肪进一步向前移动 [3]（图 10.13）。

10.7.19　女巫样颏部畸形（颏部下垂）

女巫样颏部畸形或颏部下垂是指下颏垫的扁平化和下垂，同时伴有颏下皱襞的加深。其可能与衰老有关或继发于既往手术（图 10.13）。

10.7.20　颈阔肌条索和颈颏角减小

颈阔肌条索是垂直的、大的皮肤条索，两侧各一个，起始于颏下区，向下延伸，可使颈颏部轮廓发生改变（图 10.13）。肌肉的退化、延长和裂开，加上脂肪堆积和颈部皮肤松弛导致这些条索的出现。

10.7.21　颈横纹

半环形的颈横纹位于颈前皮肤，与其下的颈阔肌纤维垂直（图 10.13）。颈横纹通常是细纹，早于其他的颈部老化体征出现。

10.7.22　颌下腺下垂

下垂的颌下腺的下极在下颌下区形成

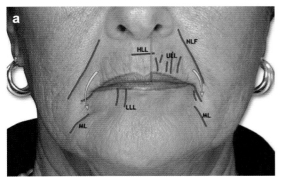

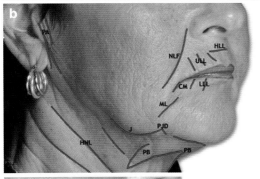

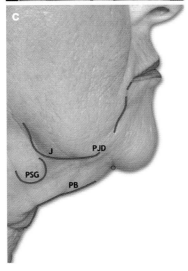

图 10.13　在正位（a）、斜位（b）和侧位（c）视图时，面下 1/3 的衰老体征。

NLF，nasolabial fold，鼻唇沟；PA，preauricular lines，耳前纹；HLL，horizontal upper lip line，水平上唇纹；ULL，upper lip lines，上唇纹；LLL，lower lip lines，下唇纹；CM，corner of the mouth lines，口角纹；ML，marionette lines，木偶纹；J，jowls bulge，颌膨大；PJD，pre-jowl depression，颌前凹陷；PB，platysma bands，颈阔肌条索；HNL，horizontal neck lines，水平颈纹；PSG，ptotic submandibular gland bulge，下垂的颌下腺膨大。由于上唇皮肤部分伸长和唇红部分缩短，上唇皮肤 / 唇红比增加

10.8　识别鼻部衰老

随着衰老的进展，鼻部经历了许多重要的变化，在临床检查中不应该忽视这些变化。而且，在成年或老年患者，发现鼻部存在既往创伤或手术的体征是很常见的。

鼻部皮肤软组织罩失去弹性，变得薄弱，以致鼻尖出现重力性下降。软骨性框架的抗张强度降低，韧带结构维持下外侧软骨和支撑上外侧软骨的作用减小[2,6]。一些可见的和可触知的鼻部衰老效果有：

- 在鼻根部出现水平的皱眉纹，垂直于降眉肌纤维方向。
- 除了鼻尖区域外的皮肤萎缩，鼻尖区可能有皮脂腺分泌增加，使其表面皮肤增厚。
- 鼻尖顺时针旋转，使鼻尖下垂和突出度降低。
- 鼻小柱下垂，同时鼻唇角减小，相对的鼻下点加深。
- 由于鼻部进行性骨架化和鼻尖突出度丧失，鼻背驼峰突出度增加。

一个膨大，位于下颌缘下 1 ~ 2 cm（图 10.13）。触诊可以证实腺体膨大。

鼻部的外部体征是与导致鼻部功能进行性降低的许多内部改变相关联的，例如吸气时对环境空气的加温、加湿和清洁。这些变化在术前阶段一定不要忘记评估。

10.9　识别口周结构衰老

面部下 1/3 的许多老化表现集中于口周结构：

- 伴随白唇线的消失，唇红显露减少。
- 在静止和微笑时，上唇的进行性延长遮盖了上前牙。
- 在静止和微笑时，下唇的进行性下降使下前牙的显露增加。
- 由于切牙和尖牙边缘的磨损以及牙龈的退缩，使牙齿的形态学发生变化（造成前牙的可见长度依赖于边缘磨损和牙龈退缩的共同作用）。

10.10　面部衰老分析列表 [3]

- 在正位视图，面部形状是：
  - ☐　三角形的
  - ☐　矩形的
  - ☐　宽的
  - ☐　窄的
  - ☐　长的
  - ☐　短的
- 面部看上去衰老了吗?
  - ☐　不是
  - ☐　是的，因为 ...
- 面部看上去是否骨架化?
  - ☐　不是
  - ☐　是，因为 ...

---

[3]　Springer Extra Materials（extras.springer.com）第2部分。

- 明确面部支撑性骨性框架：
  - ☐　相对于性别和年龄是理想的
  - ☐　改变的，因为 ...
- 明确面部脂肪分布：
  - ☐　相对于性别和年龄是理想的
  - ☐　改变的，因为 ...
- 明确面部皮肤的冗余度：
  - ☐　缺乏的
  - ☐　中度的
  - ☐　明显的
- 发际线是：
  - ☐　正常位置的
  - ☐　太高的
  - ☐　太低的
- 额部轮廓是：
  - ☐　扁平的
  - ☐　圆的
  - ☐　存在下部凹面（眶上条清晰度良好）
- 眉弓是：
  - ☐　正常形状的
  - ☐　突出的
  - ☐　后缩的
- 前额横纹：
  - ☐　刚好可见的
  - ☐　中度的
  - ☐　明显的
- 垂直的皱眉纹（眉间纹）：
  - ☐　不存在的
  - ☐　中度的
  - ☐　明显的
- 水平的皱眉纹（鼻根纹）：
  - ☐　不存在的
  - ☐　中度的
  - ☐　明显的
- 颞部凹陷：
  - ☐　不存在的
  - ☐　中度的
  - ☐　明显的
- 眶区看上去衰老吗?

- □　不是
- □　是的，因为 ...
- 明确眉毛的垂直位置（眉下垂？）：
  - □　相对于性别和年龄是理想的
  - □　改变，因为 ...
- 明确眉毛的对称性：
  - □　存在的
  - □　不存在的，因为 ...
- 明确眼球的对称性：
  - □　存在的
  - □　不存在的，因为 ...
- 明确眼睑的对称性：
  - □　存在的
  - □　不存在的，因为 ...
- 明确上睑皱襞位置：
  - □　理想的
  - □　太高的
  - □　太低的
- 明确上睑缘位置：
  - □　理想的
  - □　太高的
  - □　太低的
- 明确下睑缘位置：
  - □　理想的
  - □　太高的
  - □　太低的
- 明确外眦位置：
  - □　理想的
  - □　改变的，因为 ...
- 上睑皮肤松垂（上睑悬垂）：
  - □　不存在的
  - □　中度的
  - □　明显的
  - □　局限在上颞视野（病理性的）
- 上睑下垂：
  - □　右侧，...
  - □　左侧，...
- 上睑眶脂肪疝出：
  - □　没有

- □　右侧
- □　左侧
- 泪腺脱垂：
  - □　没有
  - □　右侧
  - □　左侧
- 骨性下睑支撑：
  - □　差的
  - □　可接受的
  - □　理想的
- 明确颧骨突出：
  - □　发育不全的
  - □　平衡的
  - □　明显的
- 下睑松弛：
  - □　没有
  - □　右侧
  - □　左侧
- 下睑袋：
  - □　不存在的
  - □　中度的
  - □　明显的
- 下睑眶脂肪疝出：
  - □　没有
  - □　右侧
  - □　左侧
- 外眦弯曲：
  - □　不存在的
  - □　中度的
  - □　明显的
- 巩膜显露：
  - □　没有
  - □　是的，右 ... mm，左 ... mm
- 眼轮匝肌肥厚（睑板部分）：
  - □　右侧，...
  - □　左侧，...
- 鱼尾纹和眼睑纹：
  - □　不存在的
  - □　中度的

- □ 明显的
- 泪沟畸形（睑颧皱襞）：
  - □ 不存在的
  - □ 中度的
  - □ 明显的
- 睑颧沟：
  - □ 不存在的
  - □ 中度的
  - □ 明显的
- 颧袋（颊袋）：
  - □ 没有
  - □ 左侧
- 眼球突出（眼球突出症）：
  - □ 右侧，...
  - □ 左侧，...
- 眼球内陷：
  - □ 右侧，...
  - □ 左侧，...
- 鼻部看起来衰老吗？
  - □ 不是
  - □ 是的，因为 ...
- 鼻部看起来骨架化吗？
  - □ 不是
  - □ 是的
- 是否有鼻尖突出度的丧失？
  - □ 不是
  - □ 是的
- 鼻小柱是否下垂？
  - □ 不是
  - □ 是的
- 耳前纹：
  - □ 不存在的
  - □ 中度的
  - □ 明显的
- 鼻唇沟：
  - □ 相对于性别和年龄是理想的
  - □ 增加的
  - □ 重度的
- 嘴看起来衰老吗？

- □ 不是
- □ 是的，因为 ...
- 上唇的垂直长度：
  - □ 短的
  - □ 相对于性别和年龄是理想的
  - □ 轻度增加
  - □ 增加的
- 上唇皮肤/唇红比：
  - □ 相对于性别和年龄是理想的
  - □ 增加的
- 上唇轮廓是：
  - □ 正常突出的
  - □ 太前向
  - □ 太后向
- 下唇轮廓是：
  - □ 正常突出的
  - □ 太前向
  - □ 太后向
- 上唇纹：
  - □ 不存在的
  - □ 中度的
  - □ 明显的
- 水平上唇纹：
  - □ 不存在的
  - □ 中度的
  - □ 明显的
- 下唇纹：
  - □ 不存在的
  - □ 中度的
  - □ 明显的
- 唇联合部下垂：
  - □ 不存在的
  - □ 中度的
  - □ 明显的
- 口角纹：
  - □ 不存在的
  - □ 中度的
  - □ 明显的
- 木偶纹：

- □ 不存在的
- □ 中度的
- □ 明显的
- 颏膨大：
  - □ 不存在的
  - □ 中度的
  - □ 明显的
- 女巫样颏部畸形（颏部下垂）：
  - □ 不存在的
  - □ 中度的
  - □ 明显的
- 颈部看起来衰老吗？
  - □ 不是
  - □ 是的，因为 ...
- 水平颈纹：
  - □ 最小的
  - □ 中度的
  - □ 明显的
- 颈阔肌条索：
  - □ 不存在的
  - □ 中度的
  - □ 明显的
- 颌下腺下垂：
  - □ 不存在的
  - □ 中度的
  - □ 明显的，右侧或左侧
- 明确从下颌角到颏部的下颌缘清晰度：
  - □ 理想的
  - □ 差的
- 明确喉长度：
  - □ 理想的
  - □ 太短的
  - □ 太长的
- 明确喉倾斜度：
  - □ 理想的
  - □ 过度向下
- 明确颈颏角：
  - □ 理想的
  - □ 太锐的

- □ 太钝的

10.11　面部衰老：推荐术语 [4]

10.11.1　皱纹、表情纹、表情沟和皱襞

皮肤上与年龄相关的表面改变可以分为如下几类（图 10.14）[4]：

- 皱纹（表面的细皱）：皱纹与皮肤表面的组织改变有关。
- 表情纹（线和沟）：表情纹是明显的、深的真皮皱褶，是由反复的面部活动和表情以及真皮弹性组织变性引起的。这些线与其下相对应的肌肉纤维方向垂直。表情纹可以分成线（部分厚度）和沟（全部厚度）。
- 皮肤皱襞（重叠皮肤）：其是皮肤重叠的结果，是由于松弛、弹性缺失、重力和随后的下垂引起。

10.11.2　其他术语

- 睑袋（下眼袋）：膨大影响到下睑区域，继发于皮肤、眼轮匝肌和眶隔的老化和延长，同时有眶脂肪的假性疝出。
- 眼睑皮肤松垂症（blepharochalasis）：应该与眼睑皮肤松弛症（dermatochalasis）相区别。这是一种少见的疾病，特征是眼睑的间歇性水肿和红斑。眼睑皮肤松垂症在年轻女性更常见，可以导致眼睑皮肤的过早松缓和松弛，并伴有皱纹和悬垂。
- Connell 征：是上睑皱襞在眼睑上和外侧眶周区的延伸。Connell 征被认为是前额下垂的特点之一 [5]。

4　Springer Extra Materials（extras.springer.com）第3部分。

- 鱼尾纹和眼睑皱纹：发生于下睑和眶区外侧面的细纹或线，与其下的眼轮匝肌纤维方向垂直。

- 睑袋（袋状眼睑）：下睑呈明显的袋状，是由于眶隔脂肪的假性疝出以及眶隔、眼轮匝肌、皮肤和下眦的老化和延长引起。

- 眼睑皮肤松弛症：眼睑皮肤过多更常见于上睑。其在中年人是常见疾病，在老年人则很普遍。

- 颊袋（或颧袋）：眼轮匝肌下脂肪下垂。颧袋应该与睑袋相区别，颧袋发生在下眶缘下方。

- 前额横纹（忧思纹）：位于前额的长的、水平的表情纹，与其下的额肌纤维方向垂直。

- 眉间纹（皱眉纹、垂直眉间纹）：位于眉间的主要是垂直向的皮肤表情纹，与其下的皱眉肌纤维方向垂直。

- 眶脂肪疝（假性眶脂肪疝出）：位于眶隔下的脂肪向前移位。其应该在笔直坐位或站位时检查。眶脂肪垫一般分为两个上间隔（内侧的和中央的）和三个下间隔（内侧的、中央的和外侧的）。

- 水平上唇纹（横向的上唇纹）：位于上唇人中上方中央的一条或两条水平皱纹。

- 眦间轴：连接内眦和外眦的假想线。

- 颌膨大：皮下脂肪沿下颌缘和下颌缘下方明显堆积。其前界为颌前凹陷，由于下颌支持韧带的存在，其阻止了脂肪的进一步前移。

- 唇联合部：唇的外侧汇合点。在微笑动作时，其包括内部的和外部的联合部。

- 兔眼：眼睑闭合不全。

- 外眦弯曲：继发于外眦韧带的进行性松弛。明显的结果是外侧眼睑接合部下旋，伴有眦间轴的上外侧倾斜减少[3]。

- 眼睑紧张度（眼睑松弛度）：眼睑自动维持和迅速恢复其紧靠眼球的正常位置的能力。水平眼睑松弛度应该通过回复试

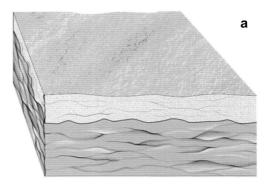

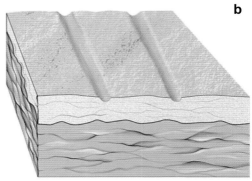

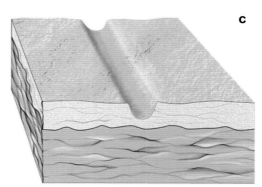

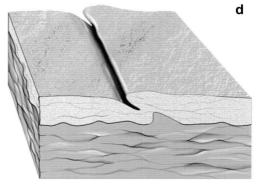

图 10.14 皱纹（a）、表情线（b）和沟（c）、皮肤皱襞（d）

验（snap test）和眼睑牵拉试验评估。眼睑不应该被牵拉离开眼球超过 7 mm（牵拉试验），应该立即回复其正常位置（回复试验）。

- 白唇线：位于上、下唇红缘周围的线性白色皮肤凸起。随着年龄的增加，其变得扁平，有时完全消失。
- 唇纹：上、下唇的放射状皱纹。其是表情纹，在接近唇红时更明显。
- 木偶纹和联合纹（口角纹）：为垂直向的皱纹，位于口联合部（联合纹）或在口角的上外侧（木偶纹）。
- 鼻唇皱襞和鼻唇沟（鼻唇线）：将颊部与上唇分隔开的标志。颊部支撑的丧失导致皮下脂肪的前后下降和下方组织的堆积、皱襞加深和上方组织的缺失。脂肪不能继续下降，是因为在鼻唇线水平存在致密的筋膜真皮粘连。各种因素作用的最后结果是形成深的鼻唇沟和重度鼻唇皱襞。
- 睑颧沟：是下睑和颧骨区域之间的最终分界。
- 颈阔肌条索（"土耳其火鸡"效应）：位于颏下和颈部区域的垂直的皮肤条索，通常一边一个。是由于颈阔肌的退化、延长和裂开，加上脂肪堆积、皮肤过多和光损害引起。
- 耳前纹：是垂直皱纹，通常为两或三条，位于耳前区域，在耳屏和耳垂前方。
- 泪腺脱垂：脱垂的泪腺可能造成上睑颞侧 1/3 过度饱满（在上睑颞眶角内无眶隔脂肪）。
- 红唇退化：显露的唇红及其体积的进行性减少，并伴有上唇的垂直长度增加。
- 巩膜显露（下巩膜显露）：患者在自然头位并直视的情况下，在虹膜和下睑缘之间存在的一条白色巩膜条带。其可能是眼球突出症、早先的创伤、既往手术、下睑松弛或伴有上颌骨发育不全的牙颌面畸形的一个体征。

- 颌下腺下垂：在下颌下三角由下颌下腺下极产生的明显膨大。
- 泪沟畸形（睑颧皱襞）：沿下眶缘内侧部产生的凹陷，使该区域骨架化。其与继发于老化或侵袭性脂肪切除手术的脂肪减少有关，但是也可以存在于年轻的未治疗的患者。
- 颞部萎缩：软组织体积的进行性减少影响了颞部区域，使其骨性边界更明显。
- 横形鼻纹：水平的单个皱眉纹，位于鼻根部，与降眉肌肌纤维方向垂直。
- 女巫样颏部畸形（颏下垂）：下颏垫扁平、下垂，伴有下颏下皱襞的加深。其可能与老化相关，或是医源性的。
- 忧思纹：见"前额横纹"。

参考文献

[1] Baumann L (2002) Cosmetic dermatology. Principle and practice. McGraw Hill, New York.

[2] Lam SM, Williams EF (2004) Rejuvenation of the aging nose. In: Williams EF, Lam SM (eds) Comprehensive facial rejuvenation. Lippincott Williams & Wilkins, Philadelphia.

[3] LaTrenta G (2004) Atlas of aesthetic face and neck surgery. Saunders, Philadelphia.

[4] Lemperle G, Holmes RE, Coven SR, Lemperle SM (2001) A classification of facial wrinkles. Plast Reconstr Surg 108:1735-1750.

[5] Marten TJ, Knize DM (2001) Forehead aesthetics and preoperative assessment of the foreheadplasty patient. In: Knize DM (ed) The forehead and temporal fossa. Anatomy and technique. Lippincott Williams & Wilkins, Philadelphia, pp 91-99.

[6] Rohrich RJ, Hollier LH, Gunter JP (2002) The aging nose. In: Gunter JP, Rohrich RJ, Adams

WP (eds) Dallas rhinoplasty. Nasal surgery by the master. Quality Medical Publishing, St. Louis.

[7] Senge PM (1990) The fifth discipline: the art and science of the learning organization. Doubleday Dell, New York.

第 11 章　用曼·雷的 4 张图像进行持续面部分析

本章内容是基于曼·雷的 3 张肖像作品和 1 张自拍照。曼·雷是 20 世纪最有影响力和创造力的艺术家之一。他对人物肖像摄影的定位和光线有一种特殊的敏感性，可能不知不觉地就在突出面部特征方面形成了独特的表现手法。

本章转载的曼·雷的艺术作品所有权归属于米兰的马可尼基金会。作者要感谢乔治·马可尼对我们的研究贡献了重要资料。

11.1 曼·雷非传统的倾斜视图

作为一名艺术家，曼·雷在创作自己的肖像作品时，完全摆脱了本文阐述的标准和固有的、常规的束缚，例如在我们保持相机与患者在同一高度方面，或我们与患者的自然头位平齐方面。然而，当我们研究曼·雷丰富的摄影作品时，能明显看出他的方法中某些细节也是固定的、重复的、符合常规的：

- 肩膀刚刚在相框内。
- 一个巨大的、统一的和中性的背景围绕整个头部。
- 主要利用 3/4 视图，最偏爱突出鼻子和颧骨。
- 头部稍微上抬，使下巴前伸并拉紧颈部皮肤。

曼·雷的肖像作品能很好地描绘一些脸部特征，特别是鼻子、颧骨、嘴唇和下巴。

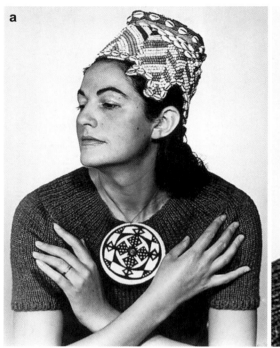
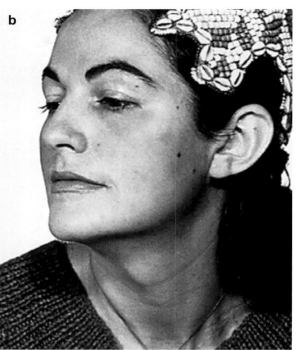

图 11.1 （**a，b**）曼·雷：刚果时尚（1937）。在该 3/4 视图中，头部稍微上抬，使下巴前伸并拉紧颈部皮肤。在这个案例中，画面最佳地展示了右侧颧骨 - 面颊 - 颏部轮廓的投影和比例

这也是相机与患者之间的距离导致的结果，能更好地从个性、举止和心态方面描绘人物。

一个明显的例子就是图 11.1、11.2 和 11.3，都是从 1937 年的 "刚果时尚"（Mode au Congo）系列中选出来的。那一年，《时尚芭莎》邀请曼·雷拍摄一套时尚写真，编辑允许艺术家自己自由选择风格和材料、与众不同的的帽子或头饰。

要获取患者更广泛的资料，或许应该包括医生或摄影师在增加距离的时候拍摄的一些照片，也能使患者更不受约束，这样在展示和表现自己的时候更自然。在不久的将来应该考虑到利用非传统的方法产生的困难。

11.2 曼·雷不对称的面部

图 11.4 是一张曼·雷的自拍照，清晰地说明了他意识到他的面部不对称。事实上，曼·雷选择这张自拍照的本意是用于畸形的参照，即下 1/3 歪斜的鼻子，而不是像眼球和眉间这些稳定对称的面部特征。

这张照片拍摄于 1930 年，有两条细黑线标在他的鼻背部中下 1/3，一条水平线，一条垂直线。因此，他的面部被划分成了 4 个主要的、明显不相等的部分，垂直参考线只有在更不对称的面部区域——鼻尖才居中，不会触及其他存在的解剖中间点，像眉

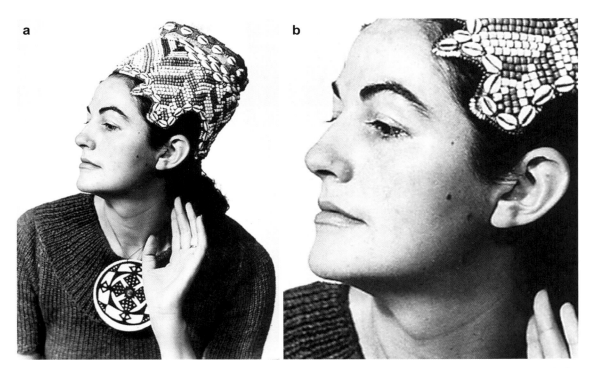

图 11.2 （**a，b**）曼·雷：刚果时尚（1937）。在该 3/4 视图中，头部稍微上抬，使下巴前伸并拉紧颈部皮肤。在这个案例中，画面最佳地展示了鼻部特征

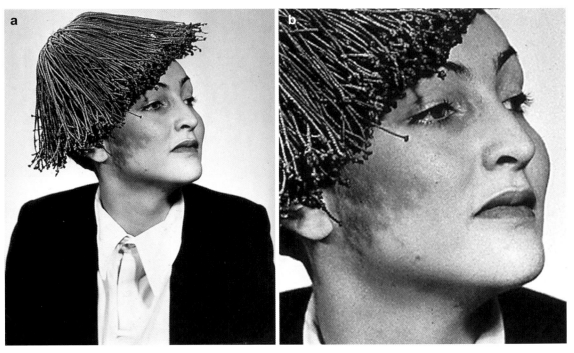

图 11.3 （**a，b**）曼·雷：刚果时尚（1937）。在该 3/4 视图中，头部稍微上抬，使下巴前伸并拉紧颈部皮肤。在这个案例中，画面最佳地展示了左侧颧骨 - 面颊 - 颏部轮廓的投影和比例

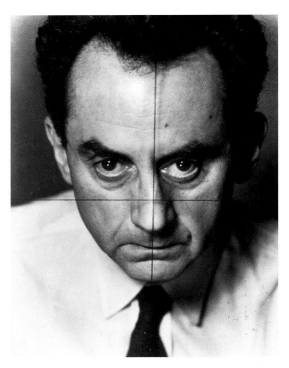

图 11.4 （**a**，**b**）曼·雷：自拍照（1930）。参考线穿过歪鼻畸形处，而不是面部特征性的对称点

间、上唇人中和下巴。

随着临床面部分析规则带来的"哥白尼学说"式的变革，曼·雷的自拍照所推荐的方法极大地帮助了缺乏经验的观察者去欣赏面部不对称。

第12章　持续面部分析

重要的是不要停止质疑。

——阿尔伯特·爱因斯坦

按照"螺旋式分析"要求我们在实践的各种阶段都要不断的努力。当你对第2天的手术有了一个量身定制的和患者可以接受的治疗方案时，这些不断的努力就是指检查活动。再强调一次，最重要的建议是不要停止分析和质疑。

12.1 手术前一天查看患者

在术前阶段，我最喜欢的时刻之一是手术前一天查看患者。尽管所有的术前工作已经结束，知情同意书已经签过了，但我还是喜欢在手术前几小时与我的患者一起复习手术目的。手术前一天的其他查看要点有：

- 核实所有的医疗文书。是否有首次会诊的患者教育证据？是否有你随后进行的手术证据？是否有完整的病史和体格检查？是否有完整的、逐条记录的患者优先列表？是否有明天的术前分析和计划表？

- 如果患者吸烟，核实一下她术前已经戒烟。

- 跟患者核实术前两周没有服用过阿司匹林。

- 核实你有用治疗计划满足患者愿望的可能！

我认为没有一个近期的和决定性的术前谈话，给患者手术是荒唐和危险的。

12.2　手术室内的持续面部分析

12.2.1　基本的术前资料悬挂在手术室

对任何主要的面部手术操作，我都会把下列资料悬挂在手术室最近的墙壁上：

- 逐步操作的手术设计次序。
- 包含之前会诊记录的打印照片和常规 X 线平片、CT 扫描等。
- 手术目的的详细列表。在手术过程中的任何时间，我可能站起来走两三步，根据资料核实我的手术是否符合治疗计划。

12.2.2　面部手术中与全身麻醉和患者体位相关的问题

但是，突然间，他们像一辆失去头灯而在漆黑的夜晚急速冲下一条山路的汽车。
　　　　　　　　　　　——钱皮和诺利亚[1]

在做手术切口前的一刻看着患者的脸，你能够注意到几个重要的问题：

- 这可能是你第一次在仰卧位下看这个患者。
- 技术上要求头部制动，以避免发生颈部创伤，并确保在手术台上保持稳定和安全的体位。
- 你的那些可行的观点与咨询时使用的截然不同。
- 重力作用于移动结构，如下颌骨和软组织，在仰卧位时，其向量导向是从鼻尖到耳郭，而不是通常的头尾轴。
- 由于全身麻醉的作用，重力作用于软组织的效果不能被肌张力抵消。
- 手术单遮盖了部分面部，由于重力作用，手术单拉伸面部皮肤使之变形。
- 强烈的手术灯光照在一个局限的区域内，产生不自然的硬阴影。

- 在术区周围光亮度减弱，造成一种视觉反差。
- 气管内插管和用于固定的医用胶带遮盖了面部的某些区域并使之变形。
- 正颌手术和其他一些面部手术要求一个特殊的头部位置，如过伸位，这会造成视觉的不自然。
- 消毒液擦掉了部分术前的皮肤划线。
- 软组织渗出和局麻药造成局部肿胀。

这 12 个术中问题只能部分地避免，这就要求外科医生手术操作时的每一步都要与术前照片和设计资料相比较。再强调一次，良好的术前准备工作是面部手术成功的关键所在。

12.3　术中和术后的操作资料

在手术室里，作为主要的手术步骤，拍摄术中照片或小视频应该成为习惯做法，至少对要求比较高的手术是这样。在每一个病例，你都有可能发现一些特别有趣的事情。

外科医生在术后应该立即详细描述手术步骤，而不是委派他人。制作手术过程的图示，或填写特殊的图形模板，这些对术后分析有利，并能增加手术室的工作价值。

例如，对于我的每一个开放性鼻整形病例，我把"Gunter 图表"（图 12.1）改编成修正版本，打印在工作表上，并附有报告手术最主要步骤的表格[2-3]。

12.4　术后早期阶段的持续面部分析

最终的结果不是唯一的结果！

当我们进行面部治疗时，这是一个人最可见的、最重要的解剖区域；我们同时也要

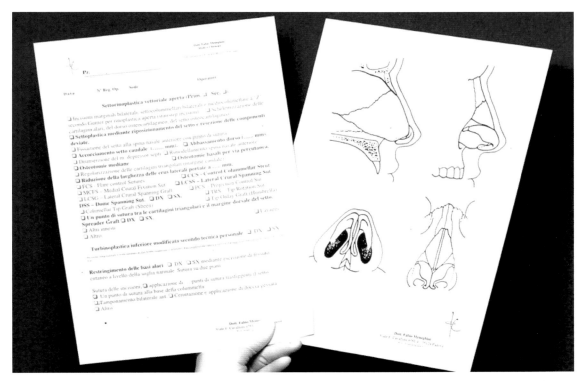

图 12.1　开放性鼻整形描述工作表。外科医生在一侧填写表格和报告手术的每一步或附加的操作程序。在另一侧，医生在"Gunter 图表"的修正版本上绘图和添加注释，以增加报告信息的数量和价值

关注患者的术后不适、术后的外观方面、回家所需要的时间、恢复工作所需要的时间和重新开始体力活动所需要的时间。治疗期间的密切观察有时可以用精确的照片记录，可以给外科医生提供特殊的额外价值。例如：

- 提供判断患者即刻和早期疗效的可能性。
- 对于术后阶段出现的不可避免的小问题，提供消除患者疑虑的机会。
- 提供检查患者是否正确遵守术后治疗的机会。
- 如果有必要的话，提供进一步调整术后治疗的机会。
- 提供与患者保持直接的不间断沟通的进一步方法。

12.5　术后晚期阶段的持续面部分析

最初的临床面部分析资料不应该定格为老病历。我们必须尽可能多地发现病因和结果之间的关系，最初的临床面部分析资料是这个动态过程的起始点。

对于任何重大的外科手术，至少在术后 3 个月和 1 年拍摄常规术后照片。为了获得最佳的比较价值，只有在复习了最初的照片并选择相同的拍摄角度后，才能拍摄新的照片。

参考文献

[1] Champy J, Nohria N (2000) The arc of ambition. Perseus Books, Cambridge, p 113.

[2] Gunter JP (1989) A graphic record of intraoperative maneuvers in rhinoplasty: the missing link for evaluating rhinoplasty results. Plast Reconstr Surg 84: 204.

[3] Tebbetts JB (1998) Practice management documents for rhinoplasty–appendix D. In: Tebbetts JB (ed) Primary rhinoplasty. A new approach to the logic and techniques. Mosby, St. Louis.

第 13 章　面部美容手术：首次咨询记录、基本病史和临床病志

2005 年，一位资深作者为面部美容手术患者构思并创作了一个新的可以翻折的病案表，称为"面部美容手术（aesthetic facial surgery，AFS）：首次咨询记录、基本病史和临床病志"（AFS 资料夹）（图 13.1a，b）。AFS 病案表被复印了一千份，用于想要寻求面部美容手术的每一个新患者。

这个简单、便宜的工具用途很多，如下：

- 有助于外科医生建立最好的沟通
- 有利于患者和医生间的合作
- 组织一个和患者面谈的"基础"标准
- 用最直截了当的方式记录患者的初始要求
- 有助于外科医生选择患者和决定患者是否适合做面部美容手术
- 有助于外科医生计划手术方案、沟通治疗目的和不足之处
- 有助于外科医生描述每一个设计的面部手术瘢痕的准确位置和长度
- 收集术前的医疗报告、X 线片、临床面部照片等，保存到两个信封里
- 用精确的注释和图示记录治疗的各阶段，即医生和患者作为一个团队应有的一致性

在 Springer Extra Materials（extras.springer.com）第 5 部分有一个可打印的与 AFS 资料夹相同尺寸的电子副本。

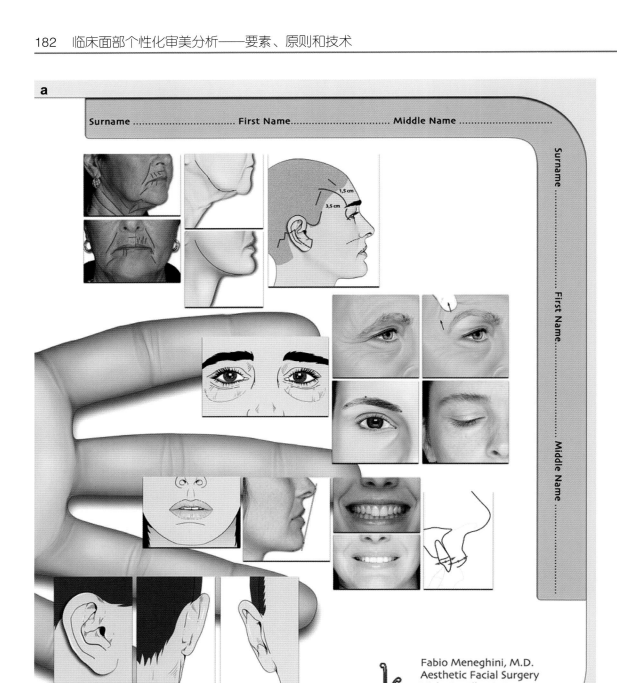

图 13.1 面部美容手术：首次咨询记录、基本病史和临床病志的正面（**a**）、背面（**b**）、内页（**c**）

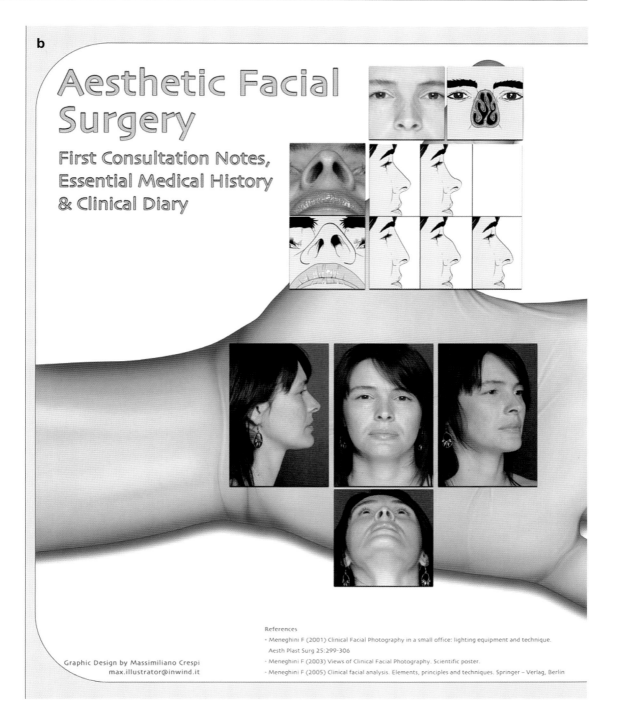

图 13.1 （续图）

图 13.1 （续图）

13.1 AFS 资料夹的基本特点

AFS 资料夹由结实的、糙面的硬纸板制成，能用钢笔或铅笔轻松地在正、反两面绘图或书写。将硬纸板折叠、粘贴在一起就变成了两个大信封，里面可方便收集临床报告，如照片、光盘、X 线片、术前血液检验和其他资料（图 13.2）。

沿着封面水平和垂直的页边有两个明显的框，用于记录患者的姓、名和中间名（图 13.3）。资料夹存储在档案柜中时，既能水平着摆放，也能竖立着摆放。

13.2 前后封面

AFS 病案表的两个封面类似一个大"地

图"，上面是一些图像，利用这些有用的图像可告知患者如下信息：

- 他的面部畸形和（或）老化过程
- 详细的手术过程
- 手术切口和产生瘢痕的位置
- 任何详细的或深入的信息或说明，利用图像总要好过口头解释

这个"地图"包含许多图像。这些图像按照鼻、眼眶、耳、颏 - 颈和口周区划分成小的特定组别，还附带了一些正面图像和一个除皱术皮肤切口的示意图。

13.2.1 全面部视图（正位、斜位、侧位和鼻底位）

上述图像在 AFS 病案表封面的"地图"中央（图 13.4）：当和患者讨论面部特征、比例和对称性的时候，这些图像非常有用。

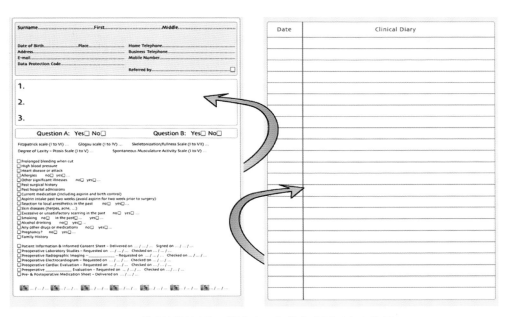

图 13.2　将硬纸板折叠、粘贴在一起就变成了两个大信封

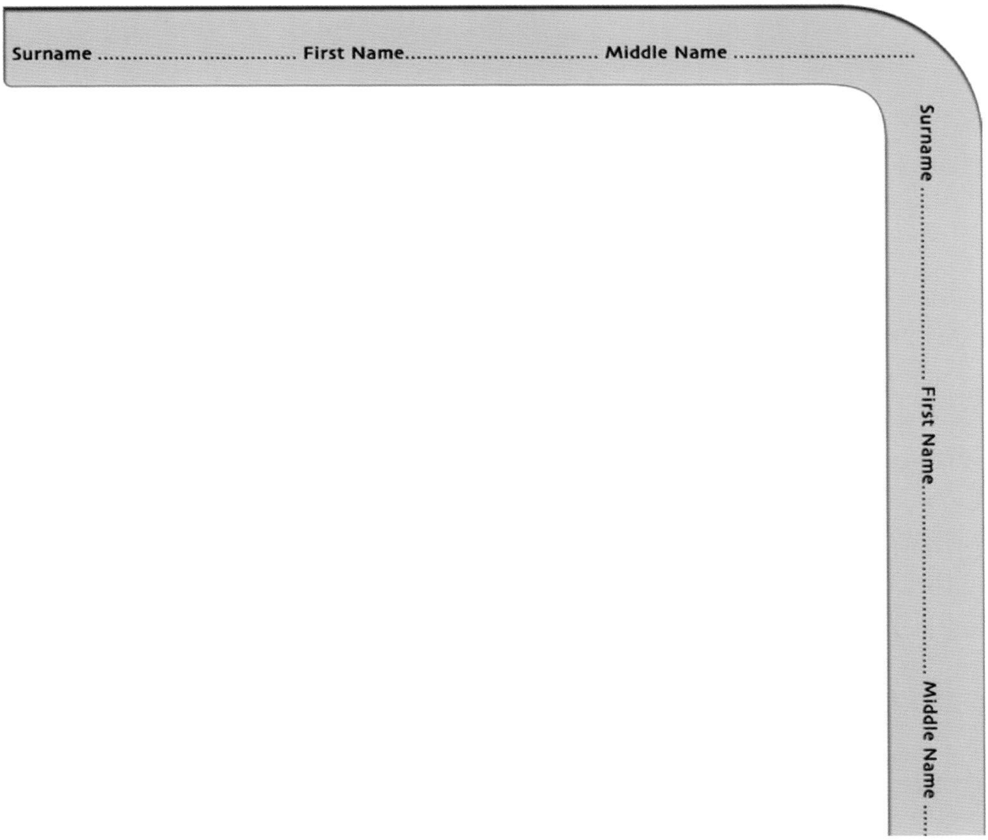

图 13.3　封面右上角有两个水平和垂直的框，用于记录患者的姓、名和中间名

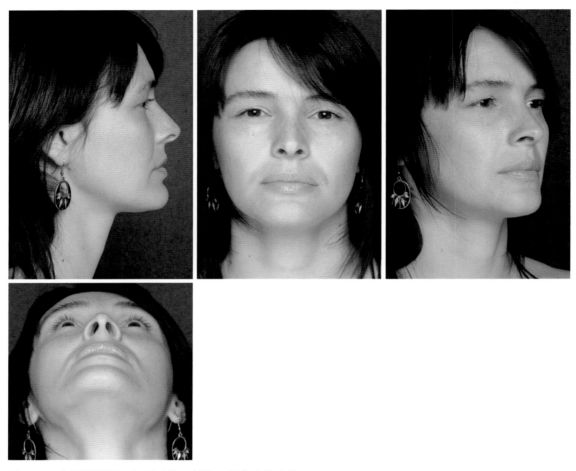

图 13.4　全面部视图，包括正位、斜位、侧位和鼻底位

设计好的手术可以通过直接在图像上画出皮肤切口线和手术预计效果的区域来说明。例如，当介绍双下巴吸脂术过程的时候，侧面图可帮助我指出将要吸除哪里的脂肪，正面图则让我能精确说明切口线的位置和延伸方向（图 13.5）。

13.2.2　鼻区图像

鼻区的 3 个图像同时关系到美学和功能问题。图 13.6 描绘的 5 个鼻侧位图有助于患者比较一个比例匀称的侧位图（左上角图像）和其余 4 个在某个特定方面有明显畸形的侧位图。图 13.7 所示为一个前面部的冠状面，图中可以看到一个偏曲的鼻中隔和左右不同大小的下鼻甲；没有一个特定图像的帮助很难去描述什么是鼻中隔偏曲或下鼻甲肥大。图 13.8 展示了一个正常的、对称的鼻子（上面图）和一个右鼻孔塌陷致气道狭窄（下面图）的底位视图。底位视图有助于向患者解释开放性鼻整形手术切口的准确位置（图 13.9）。

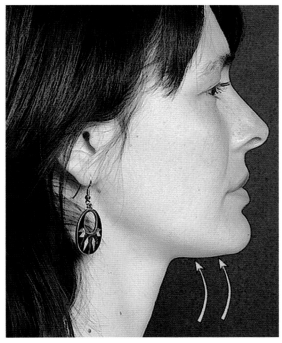
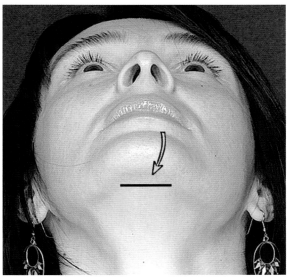

图 13.5　在该双下巴吸脂案例中，侧位视图上的箭头代表了手术治疗的解剖区域，而底位视图上的黑线表示皮肤切口线及手术瘢痕的位置

13.2.3　面部老化和除皱切口线区域

对一个要求做面部年轻化手术的患者，外科医生应该与其讨论老化的标志、治疗的目的和手术瘢痕的位置。图 13.10 有助于明确面部下 1/3 老化的标志。例如，加深的鼻唇沟、上唇皮肤上横向和纵向的皱纹、和唇红线高度降低相关的上唇皮肤延长、下唇下纵向的皱纹、木偶纹和颏部下垂。图 13.11 用颈阔肌条索、颌下腺下垂、下颌缘清晰度消失和女巫样颏部畸形（颏部下垂、下唇至颏部的凹陷变平、加深的双下巴线）的外观来比较年轻和老化的颏颈区。图 13.12 标示了作者做除皱手术时主要的皮肤切口和口内切口。皮肤切口位置可能产生术后可见的瘢痕，这一点应该在术前向患者详细说明。

13.2.4　眉毛和眼睑区图像

这组的 5 张图像是有关面部上 1/3，即眉毛和眼睑区。图 13.13 展示的是眉外侧下垂（左上角图）、提拉眉外侧以纠正或改善 Connell 体征——上睑皱襞向外侧延伸至颞区（右上角图）、女性眉毛的正常形状和方向（左下角图）。右下角图是右眼向下看时的正面视图，在施行上睑成形术时有助于外科医生说明手术切口的位置（图 13.14）。

图 13.15 有助于理解下睑袋和向患者展示下睑缘切口（图 13.16）。

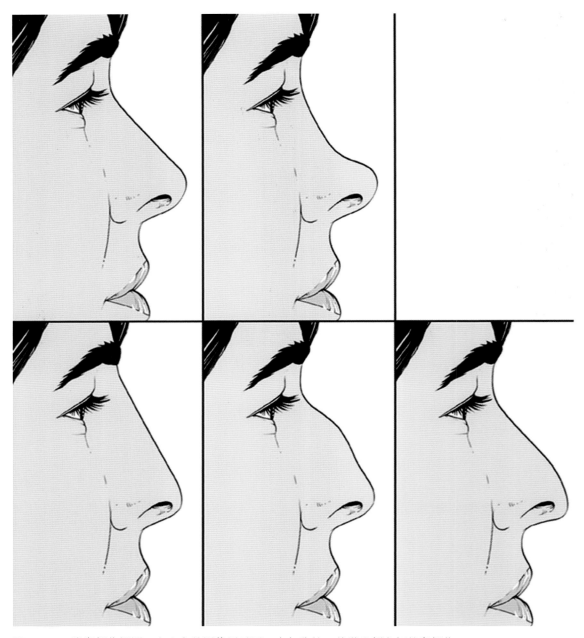

图 13.6　5 张鼻侧位视图。左上方的图像展示了一个匀称的、美学比例良好的鼻侧位

13.2.5 唇和微笑区图像

　　AFS 病案表封面上第 5 组图像涉及唇、微笑、上切牙与上唇之间的比例（图 13.17 和图 13.18）。在沟通下颌手术、颏部手术、丰唇手术和其他涉及下面部 1/3 的手术目的时，可利用这些图像。做上唇提升手术时，去皮位置和去皮量可以通过图 13.19 展示给患者。

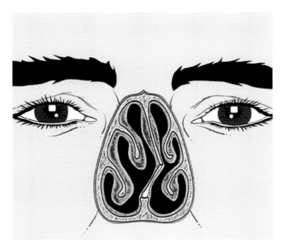

图 13.7　前鼻的冠状面展示了一个偏曲的鼻中隔和不对称的下鼻甲

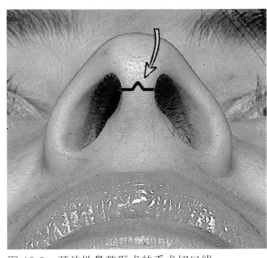

图 13.9　开放性鼻整形术的手术切口线

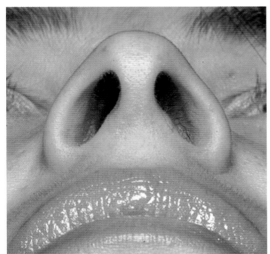

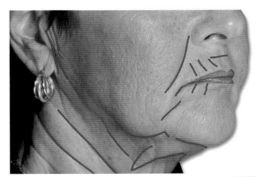

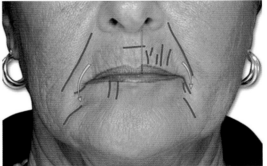

图 13.10　面下 1/3 衰老标志

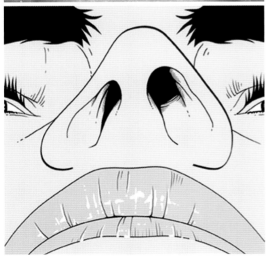

←

图 13.8　上：匀称、比例恰当的鼻底位视图；下：鼻基底不对称，右鼻孔塌陷致气道狭窄

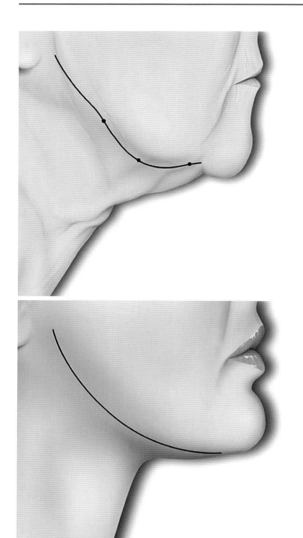

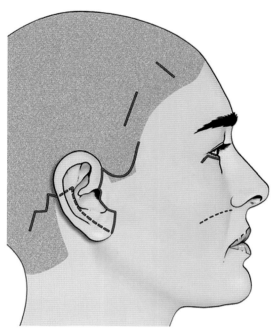

图 13.12　面部除皱手术过程中主要的皮肤切口和口内切口示意图

图 13.11　上：颏颈区老化的标志是中断的下颌线；下：年轻的、连续的下颌线

13.2.6 耳区图像

在外耳垂美容整形修复手术时，利用好正常右耳的 3 个方向的图像（侧面、后面和前面）（图 13.20），可能有助于维持更好的医患关系。像上面提到的，图像有助于描述切口的位置和长度，也有助于向新患者描述手术的目的。

13.3 AFS 资料夹的左边页面

在首次咨询的时候就应该完整细致地填写左边页面。

秘书人员在页面顶端浅灰色背景的框中填写详细的数据（图 13.21）。应该特别关注介绍这位新患者的人（同事、以前的患

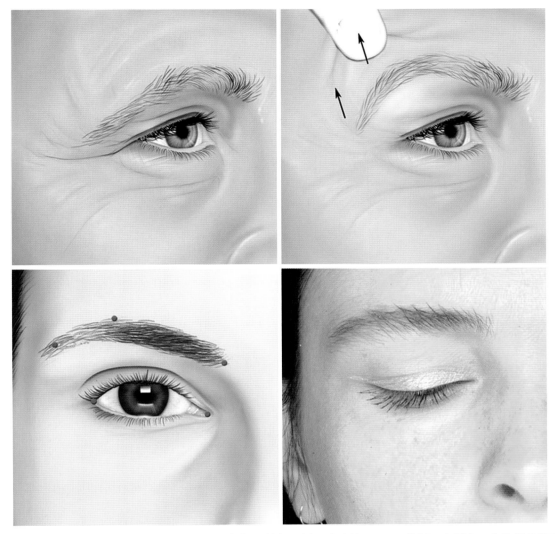

图 13.13　左上角：Connell 体征。右上角：提拉眉外侧以纠正或改善 Connell 体征。左下角：女性眉毛的正常形状和方向。右下角：右眼向下看时的正面视图

者、朋友等），第一次面诊之后，医生应该打电话感谢他。如果已经打过电话，框中右下角的小方框应该被勾选上以示提醒（图13.22）。

左边页面中的其他区域，必须由医生本人在咨询时在患者当面完成，这样做是为了说明医生个人对患者的要求和问题尽心尽力。

我们把框中标着 1、2、3 的作为"患者的初始优先列表"（图 13.23）。这是为记录患者的主要要求而设计的，用简单的术语（避免专业和医学术语）按重要性顺序写下患者自己表达的要求。这样做的目的是为了保证医生能重视和完全理解患者认为重要的每一件事，医生记录下来作为咨询时要解决的首要问题。

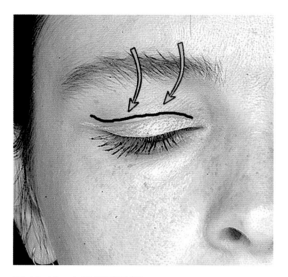

图 13.14　上睑切线示例

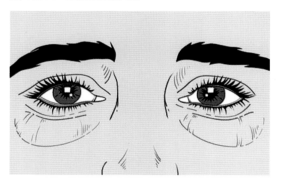

图 13.15　下睑袋区域

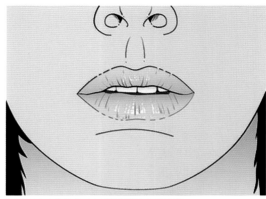

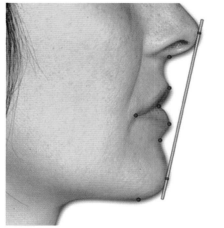

图 13.17　上：正常年轻人口唇的正位视图；下：下面部 1/3 侧面视图的美学线

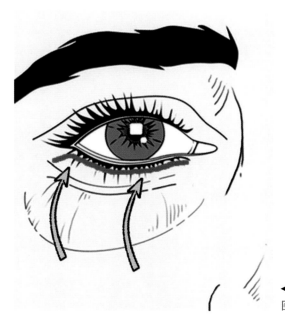

图 13.16　下睑缘切口示例

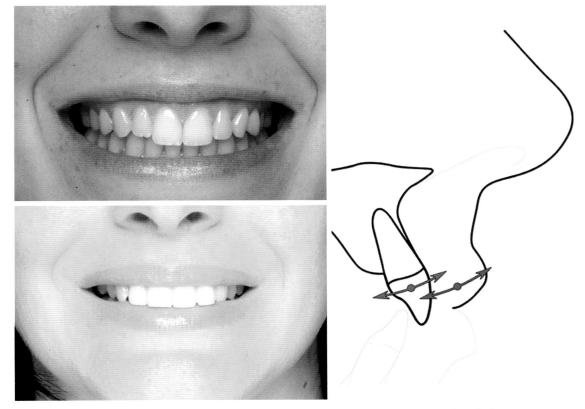

图 13.18　左（上和下）：微笑时，上唇线的两个举例；右：上中切牙和上唇的空间位置关系

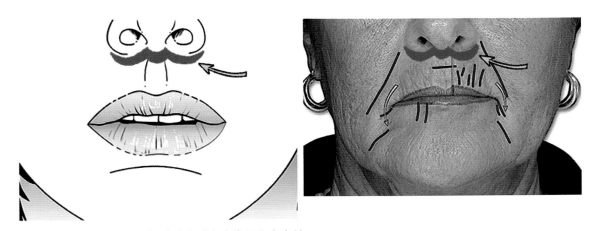

图 13.19　左和右：上唇提升手术时去皮位置和去皮量

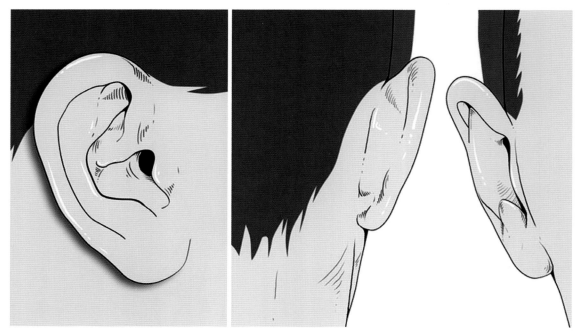

图 13.20　耳侧面、后面和前面的图像

名 . . . . 姓 . . . . 中间名 . . . .

出生日期 . . . . 出生地 . . . . 家庭电话 . . . .

住址 . . . . 办公电话 . . . .

E-mail . . . . 手机号码 . . . .

资料保护编码 . . . .

推荐人 . . . . □

图 13.21　基本信息框

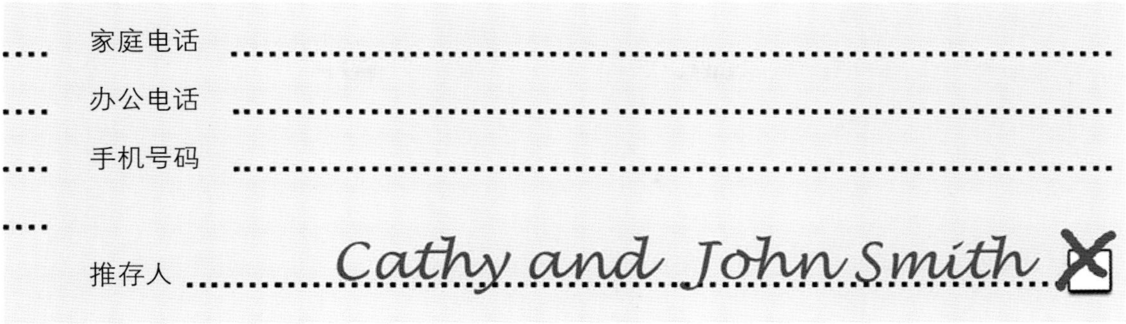

	家庭电话	......
	办公电话	......
	手机号码	......

....

推存人 .... *Cathy and John Smith* ✖

图 13.22　患者的推荐人被记录在右下角的底部，小方框里的标记意味着医生已经感谢过他了

1.

2.

3.

图 13.23　患者的初始优先列表框

　　图 13.24 所示为一个寻求鼻整形的患者的一些典型陈述。在这个案例中，他主要关注自己鼻背部的美学问题（1.又大又丑的鼻驼峰），之后是鼻功能（2.鼻呼吸困难，特别是左边），再之后是鼻对称性（3.鼻尖向左歪斜）。在术前阶段的后期，应该讨论治疗的目标并告知患者，这时候，初始优先列表将会被派上用场并确认或修改，将鼻功能作为考虑的重点[1]。

　　首次和后续的术前咨询期间，医生应该问自己 A 和 B 两个问题（图 13.25）。

　　问题 A：这个患者做美容整形手术是为了满足个人内心深处的渴望吗？

　　问题 B：通过手术获得一个更好的面部外观的愿望，是经过一段合适的时间考虑后成熟了吗？

　　有时候，朋友或家庭成员会使某个人认为自己的鼻子太大了，或面部变衰老了。有时候进行美容整形手术治疗这个决定是很突然的。在这两种情况下，A 和 B 问题的答案是否定的，这表明这个人并不是面部美容整形手术的良好人选，术后满意的可能性很小[2]。

　　AFS 资料夹中左边页面用于评估患者

---

[1]　参见16.8。

[2]　参见15.1。

1. 又大又丑的鼻驼峰

2. 鼻呼吸困难，特别是左边

3. 鼻尖向左歪斜

图 13.24   患者的初始优先列表举例

问题 A：是□   否□   问题 B：是□   否□

图 13.25   问题 **A** 和问题 **B** 框

的面部软组织，正如本书第 5 章介绍的，以及在某些方面对面部手术来说重要的基本病史，如高血压、既往出血时间延长、服用阿司匹林、吸烟、瘢痕体质和皮肤病（图 13.26）。应该提醒患者关于术前阶段的一些重要步骤：

- 患者资料和知情同意书
- 术前实验室检查
- 术前放射线成像
- 术前心电图
- 术前心功能评估
- 其他的术前评估

- 术前和术后的病历表

最后，在左边页面的底部，有一组类似相机的图示用于记录患者每个临床面部照片的拍摄日期（图 13.27）。再强调一次，强烈推荐将大量重复的患者资料记录在 AFS 病案表中。

13.4 AFS 资料夹的右边页面

这一页包含一个简单的临床病志（图 13.28）。

Fitzpatrick 皮肤分型量表（Ⅰ 到 Ⅵ）...Glogau 量表（Ⅰ 到 Ⅳ）... 骨架化 / 饱满度量表（Ⅰ 到 Ⅶ）... 松驰 - 下垂程度量表（Ⅰ 到 Ⅴ）... 自发性肌肉活动量表（Ⅰ 到 Ⅴ）...

☐出血时间延长

☐高血压

☐心脏病或心脏病发作

☐过敏　　否☐　是☐...

☐其他重大疾病　　否☐　是☐...

☐既往手术史

☐既往住院史

☐目前药物治疗（包括阿司匹林和避孕药）

☐两周前服用过阿司匹林（术前两周禁用阿司匹林）

☐既往对局麻药的反应　　否☐　是☐...

☐皮肤病（疱疹、痤疮…）

☐瘢痕体质　　否☐　是☐...

☐吸烟　　否☐　已戒烟☐　是☐...

☐饮酒　　否☐　是☐...

☐其他毒品或药物　　否☐　是☐...

☐怀孕　　否☐　是☐...

☐家族史

☐患者信息和知情同意书—交付 .../.../... 签字 .../.../...

☐术前实验室检查—要求 .../.../... 核查 .../.../...

☐术前放射线成像—＿＿＿＿＿—要求 .../.../... 核查 .../.../...

☐术前心电图—要求 .../.../... 核查 .../.../...

☐术前心功能评估—要求 .../.../... 核查 .../.../...

☐术前 ＿＿＿＿＿ 评估—要求 .../.../... 核查 .../.../...

☐术前和术后的病历表—交付 .../.../

图 13.26　临床面部软组织评估、基本病史、患者的临床报告和术前表单

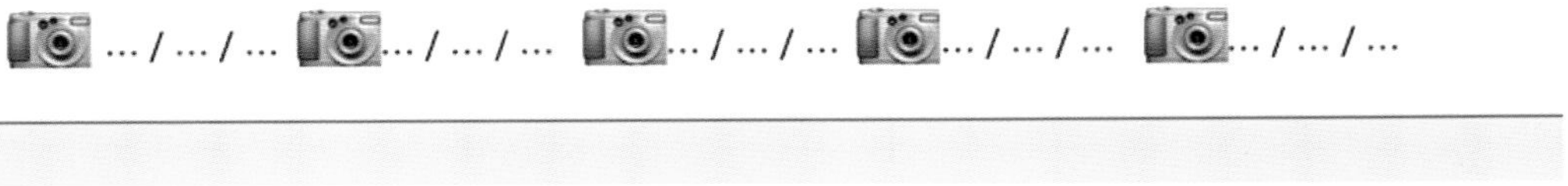

📷 ... / ...... 📷... / ... / ... 📷 ... / ... / ... 📷 ... / ... / ... 📷... / ... / ...

图 13.27　临床照片日志

日 期	临床病志

图 13.28　临床病志框

第 14 章　临床摄影分析练习

我撰写本章的出发点是作为一个最后的测试，同时也方便读者再一次理解和复习之前提及的要素和技术。这 4 个练习所需要的大部分资料可从 Springer Extra Materials（etras.springer.com）中得到，但是一个完整的资料收集和分析最好采用真实的患者来操作，或与朋友进行合作。

14.1　练习 1：自然头位中的面部定位

大多数临床照片和直接临床检查步骤需要自然头位。这个位置也可用于头影测量分析。获得自然头位最简单的方法是指导患者直视其前方墙壁上一个齐眼高度的点。在自然头位中面部定位的另一个方法是嘱患者注视其前方墙壁上悬挂的大镜子中自己的眼睛。

有时获得的定位对检查者来说似乎不太自然，但是当要求患者上下倾斜其头部，然后再直视齐眼高度的点时，我们注意到最终的空间定位与最初的定位很相似。

为了更深入地理解自然头位的价值，我建议拍摄 6 张或 7 张患者侧面照片，要求头部倾斜从下到上的差异很小。令人吃惊的是，对观察者来说，头部位置的改变微乎其微，但其颈部、颏部、鼻部和前额之间的关系差别非常大。

14.2 练习2：进行整套临床面部摄影

　　这一实际的操作练习可以利用印刷版本的"临床面部摄影视图"海报[1]或第3章中介绍的图片，以此作为指导。拍摄完所有的照片并打印后，仔细地分析结果并评估以下几点：

- 患者配合程度
- 患者位置
- 患者取景
- 不必要的阴影和在面部的反射
- 背景阴影
- 面部特征的清晰度

14.3 练习3：在两个不同患者中寻找并比较面部关注点

　　第4章中介绍的寻找面部关注点，可以帮助我们轻松地进行临床评价和分析。面部关注点可以分为以下几类：

- 成角的面部关注点（如内眦点）。
- 凹面曲线或者凸面曲线上的最大曲率点（如鼻根点和鼻尖点）。
- 从凹面变成凸面的点（如鼻下点）。

　　从 Springer Extra Materials（extras. springer. com）第4部分选择和打印两张临床病例的照片，试着寻找所有视图的面部关注点并比较两个病例的差异。

14.4 练习4：按步骤进行一个系统的面部分析

　　这个练习的操作可采用第5~10章介绍的临床分析列表和 Springer Extra Materials（extras. springer. com）第4部分中的临床病例。

　　回答完列表中的问题后，这个练习最后的基本步骤是按重要性的顺序组织收集来的数据，创建"医生优先列表"。

---

[1]　Springer Extra Materials (extras. springer. com)第1部分。

第 15 章　推荐阅读

本章报告了一系列国际上发表的文章和出版的书籍，我从中发现了许多有价值的建议，对我撰写这本书很有帮助。所有的参考文献都按照它们在前面章节出现的顺序进行了简短的介绍和评论。我强烈建议读者从这个列表中选择一些文献来仔细阅读有关面部分析的内容，或研究学习其他的相关文献，这些文献在本书中略有提及。

我想对这些作者表示感谢，他们中的很多人都是各自领域的国际权威。对我而言，他们一直是我的知识和灵感的源泉。

15.1 患者选择错误

当出现以下情况时，患者的选择会出现一定的失误。比如患者太在意其面部的微小细节而不能顾及整个面部时，当一个女性决定通过外科手术使自己返老还童从而满足她丈夫的要求时，或者当一个男性想要拥有一个像布拉德·皮特（美国演员）的鼻子时。

在初次会诊和连续的术前查看患者时，每一刻都是自我发问的最佳时机，问题是由 Rollin K.Daniel 提出的："设计的手术能给这个患者带来明显的改善吗？""我想要接诊这名患者吗？"如果对这两个问题中的任何一个回答是否定的，那么建议不要给他们做手术。

Daniel RK (2002) Rhinoplasty. An atlas of surgical techniques. Springer, Berlin,

Heidelberg, New York (Consultation and patient management, pp 280-281).

Further information on errors in patient selection is also available in Chap. 3 of the book by M. Eugene Tardy and J. Regan Thomas.

Tardy ME, Thomas JR, Brown RJ (1995) Facial aesthetic surgery. Mosby–Year Book, Inc, St. Louis.

15.2 加强术前、术中和术后患者护理

为了进一步研究患者护理的全过程，从电话咨询到术后 1 年的晚期跟踪回访，Edward D. Buckingham 及其同事发表了一篇非常有趣的文章，特别是对医生助理在协助和指导面部美容手术患者方面进行了讨论。

Buckingham ED, Lam SM, Williams EF (2004) An effective strategy for patient care. In: Williams EF, Lam SM (eds) Comprehensive facial rejuvenation. Lippincott Williams & Wilkins, Philadelphia.

15.3 正常普通的脸和漂亮的脸

Steven M. Hoefflin 医生在其出版的书中，对难看的脸、普通的脸、有魅力的脸和漂亮的脸之间的差异，采用艺术和科学的方法进行面部分析。他确认和评估了 7 个面角和 7 个体积高光点，漂亮的脸具有特殊的令人愉悦的方向、角度、形状和比例。

Hoefflin SM (2002) The beautiful face: the first mathematical definition, classification, and creation of true facial beauty. Santa Monica, ISBN 0-9713445-0-7.

15.4 额部美学和术前评估

Timothy J. Marten 和 David M. Knize 在其出版的书中，对额部美学和如何识别面部上 1/3 的老化过程进行了最佳描述。这本书也介绍了 Knize 医生关于该区域年轻化的解剖知识和个人的手术技术。

Marten TJ, Knize DM (2001) Forehead aesthetics and preoperative assessmentof the foreheadplasty patient. In: Knize DM(ed) The forehead and temporal fossa. Anatomy and technique. Lippincott Williams & Wilkins, Philadelphia, pp 91-99.

15.5 眼睑美学和术前评估

从 Francis G. Wolfort 和 William R. Kanter 的著作第 2~4 章中可以找到眼睑美容手术的目的、应用解剖学和术前评估。

Wolfort FG, Kanter WR (1995) Aesthetic blepharoplasty. Little, Brown and Company, Boston.

15.6 了解鼻气道

每一次面部分析，不管患者是否要求做鼻整形手术，必须包括详细的鼻部病史询问和鼻部检查。对于初学者或其他专业领域的医生，我建议以 Brian K. Howard 和 Rod J. Rohrich 的这篇文章作为讨论的第一步。

Howard BK, Rohrich RJ (2002) Understanding the nasal airways: principles and practice. Plast Reconstr Surg 109:1128-1144.

15.7　鼻整形设计

对每一个开始进行鼻整形患者分析和设计的外科医生，我推荐 Guyuron 医生撰写并发表在 PRS（Plastic and Reconstructive Surgery）杂志上的文章。

Guyuron B (1988) Precision rhinoplasty. Part I: the role of life-size photographs and soft-tissue cephalometric analysis. Plast Reconstr Surg 81:489-499.

Guyuron B (1988) Precision rhinoplasty. Part II: prediction. Plast Reconstr Surg 81:500-505.

Guyuron B (1991) Dynamics of rhinoplasty. Plast Reconstr Surg 88:970-978.

15.8　从鼻分析到鼻手术

Rollin K. Daniel 最近撰写的具有创新性的著作中很好地描述了在鼻整形中鼻分析和鼻设计以及鼻设计和手术方法之间的密切关系。

Daniel RK (2002) Rhinoplasty. An atlas of surgical techniques. Springer, Berlin Heidelberg New York.

15.9　最佳牙齿咬合的 6 个关键点

牙齿咬合的深入分析可以参考 Lawrence F.Andrews 描述的最佳牙齿咬合的相关知识。

- Key Ⅰ：牙弓间的关系
- Key Ⅱ：冠角（crown angulation）
- Key Ⅲ：冠转矩（crown inclination）
- Key Ⅳ：牙齿旋转
- Key Ⅴ：牙齿的紧密接触
- Key Ⅵ：Spee 曲线（curve of Spee）

Andrews LF (1972) The six keys to normal occlusion. Am J Orthod 62:671-690.

Andrews LF (1989) Straight wire. The concept and the appliance. L.A. Wells, San Diego.

15.10　微笑分析：正畸观点

切牙的形状、大小和位置、牙龈显露量和牙弓的横向大小在微笑分析中均为非常重要的因素。M. B. Ackerman 和 J. L. Ackerman 和 D. M. Sarver 从正畸的角度发表了相关文献。

Ackerman JL, Ackerman MB, Brensinger CM, Landis JR (1998) A morpho- metric analysis of the posed smile. Clin Orth Res 1:2-11.

Sarver DM (2001) The importance of incisor positioning in the esthetic smile: the smile arc. Am J Orthod Dentofac Orthop 120:98-111.

Ackerman MB, Ackerman JL (2002) Smile analysis and design in the digital era. J Clin Orthod 36:221-236.

15.11　临床头影测量分析

我最喜爱的关于 X 线头影测量的书是由 Alexander Jacobson 主编的。这本书中介绍了 X 线头影测量技术、描绘技术和标志识别，以及主要的现代头影测量分析。有些章节，如软组织头影测量分析这一章，引起了面部美容专家的极大兴趣。

Jacobson A (ed) (1995) Radiographic cephalometry. From basics to videoimaging. Quintessence, Chicago.

15.12　牙颌面畸形的临床分析

1993 年，G. William Arnett 和 Robert T. Bergman 出版的书中论述了正畸和正颌外科的诊断和设计中面部分析的现代方法。这些条理清晰的综合方法中，临床上考虑和检查的面部关键特征有 19 个。

Arnett GW, Bergman RT (1993) Facial keys to orthodontic diagnosis and treatment planning. Part I. Am J Orthod Dentofac Orthop 103:299-312.

Arnett GW, Bergman RT (1993) Facial keys to orthodontic diagnosis and treatment planning. Part II. Am J Orthod Dentofac Orthop 103:395-411.

15.13　牙颌面畸形中的均衡与不均衡

根据头影测量的标准，使颌关系正常化并不能保证得到良好的效果。正如费城的 Harvey M. Rosen 在其书中指出的那样，对于牙颌面畸形患者，有时可以通过不均衡地移动颌骨来对面部软组织罩提供足够的支撑以获得更好的美容效果。

Rosen HM (1999) Aesthetic perspective in jaw surgery. Springer, Berlin Heidelberg New York.

15.14　皮肤是怎样老化的

人们对皮肤老化的过程、老化的原因，以及与老化相关的病变预防和治疗都有极大的兴趣。在 Leslie Baumann 最近撰写的这本美容皮肤学书籍的某些章节中，介绍了过度日晒、吸烟、激素和皮肤色素沉着的相关知识，有助于我们分析面部软组织的质量。

Baumann L (2002) Cosmetic dermatology: principle and practice. McGraw Hill, New York.

15.15　面部是怎样老化的

面部老化过程涉及的机制有：重力作用、皮肤光化学损害、更年期开始时雌激素水平的下降、基础代谢的改变、脂肪萎缩和（或）脂肪增加、进行性的面部和韧带松弛等许多其他因素。在 Gregory LaTrenta 最近出版的书中，有一章是介绍老化理论的。

LaTrenta GS (2004) Atlas of aesthetic face and neck surgery, Chap.2. Saunders, Philadelphia.

第 16 章　专家建议
（外科实践中建设性和创造性的重要建议）

临床面部分析对于实施治疗、评估疗效、比较不同方案和开展新技术至关重要。在这种情况下，我们可以从各种经验和讲座中收集想法和建议来充实我们的工作，毫无疑问，这些作为临床面部分析的想法和建议会有助于我们的临床实践。其中一个最好的方法就是"多和专家交流"。

16.1　和专家交流

这条宝贵的建议是 Richard Carlson 提出来的。我们已经试验过很多次了，证实这非常有用。

很多人对成功人士有种恐惧感，认为他们不愿意花时间和我们分享他们的想法。"没有什么会远离真理"，Richard Carlson 写道，"实际情况是有成就的人喜欢别人对他们的成功感兴趣；喜欢分享他们的智慧、好的想法或者商业秘密。这让他们感到人们需要他们、渴望他们 [1]。"

在我执业早期，我邮寄了一份关于特殊面部畸形治疗的小问卷给 5 位国际知名的整形外科医生。他们都友好地回复了我，其中有一位还以几页纸的篇幅总结了自己的理念和准则，直到现在我们还在使用。

16.2 复杂性成本

如果你不尽力将分析、设计、手术分解成简单的元素和连续的动作，那么你必须接受负面的、额外的复杂性成本。

16.3 约翰·肯尼迪：关于神话

神话指对人或事物夸张的或理想化的设想[2]。

不要期望在自己身上出现这些神话：完美的分析、完美的美学比率或规律、完美的治疗、完美的结果和完美的外科医生！

我们再一次地回想起约翰·肯尼迪对神话的观点：

真理的劲敌往往不是深思熟虑的、勉强做作的、欺诈不实的谎言，而是固执己见的、极力劝诱的、不切实际的神话。

——约翰·肯尼迪，耶鲁大学，1962 年 6 月 11 日

16.4 杰克·西恩："一个精神病学专家曾经告诉我 ..."

杰克·西恩在他的两卷关于鼻整形的书中（是该领域的奠基石）提出了一条关于医患关系的很好的建议[3]：

一个精神病学专家曾经告诉我，'如果你不能使患者微笑，就不要给他做手术。'

16.5 外科手术设计的 20 个准则（或者"依据 ... 考虑"的设计系列）

以下罗列了面部手术设计的各种方法。当你对患者有一份书面的手术设计，但是你却担心结果可能没有你设想得那么好，那么请阅读下面的 20 个"依据 ... 考虑"的设计系列要点：

1. 依据角度考虑设计。
2. 依据长度考虑设计。
3. 依据矢量考虑设计。
4. 依据容量考虑设计（在一个或多个特殊的面部区域增加或减少容量）。
5. 依据形状考虑设计。
6. 依据比例考虑设计（避免或矫正任何的不对称）。
7. 依据不对称考虑设计（加强或产生一个特殊的不对称）。
8. 依据手术可行性考虑设计。
9. 依据手术倾向考虑设计。
10. 依据男性 / 女性的差异考虑设计。
11. 依据治疗的简单性 / 复杂性考虑设计。
12. 依据微创性手术考虑设计。
13. 依据患者的愿望考虑设计（发掘依据内心的真实愿望 ——D. 拉尔夫·米勒德第六原则[4]）。
14. 依据患者方便考虑设计。
15. 依据患者的心理状态考虑设计。
16. 依据长 / 短期效果考虑设计（获得稳定性！）。
17. 依据功能和审美结果的最大化考虑设计。
18. 依据避免手术迹象（自然的、非手术外观）考虑设计。
19. 依据避免术后并发症考虑设计。
20. 依据其他人的专长考虑设计（避免职业性的局限！）。我常常对重新考虑治疗计划的能力感到疑惑，最好能在同事的帮助下利用这 20 个手术设计准则。

16.6 大卫·萨尔文：关于"程序性诊断"

到底发生了什么以致患者多次咨询不同

的专家？正如大卫·萨尔文在其书中写的，他可能收集了多个不同的"程序性诊断[5]"。正畸医生的关注点主要集中在上、下前牙的倾斜和拥挤，颌面外科医生的关注点主要集中在下颌后缩和短颈，整形外科医生的关注点则主要集中在鼻背驼峰和鼻中隔偏曲。

下一条建议与大卫·萨尔文的说法密切相关，即我们必须避免程序性诊断。

16.7　3 个最有效的治疗方法

我确信改变面部美学的 3 个最有效的方法是正畸治疗、正颌外科和鼻整形。这 3 个治疗主要在青少年和年轻人身上实施，因此对他们终身的影响是很大的。这 3 个治疗可以相互结合进行，这样疗效就会得到加强。3 个治疗都会影响到面部中央椭圆形区域，所以毫无疑问其带来的改变是非常明显的。3 个治疗也有很多重要的功能性要素需要处理。

对于一个专业人员来说，要胜任所有这三个领域是很困难的，但是为了能为我们年轻的患者提供最好的服务，并避免任何限制性的"程序性诊断"，我们必须掌握基本的分析和诊断方法以及团队协作哲学。

16.8　优先列表和 80/20 准则（帕累托规律）

我想再一次提醒你们关注治疗目的。一般来讲在所有的术前过程中，临床面部分析最重要的目标在于列出一份详细的目标清单，这对于临床病例是一个理想化和个性化的过程，也是患者和医生可以接受的。但是如果目标清单冗长、详细，例如有 10 条按照重要性顺序记录的列表，那么是否有一个方法或原则可以有效地指导我们选择治疗设计？或者换句话说，列表中每一条的重要性等级是如何划分的？

我相信 80/20 准则，即帕累托规律，对于我们选择治疗设计是有帮助的。

意大利经济学家和社会学家帕累托（1848—1923）发现，纵观整个历史，在世界所有地区和所有社会，人们的收入和财富在社会中的分布呈现出一致的模式。收入和财富的分配遵循 80/20 比率，因为 20% 的人拥有 80% 的财富或获得 80% 的收入。帕累托的观察结果在经济学、工业制造和软件开发领域促进了许多相关的研究开展和理论形成。

80/20 准则可以应用于我们的术前目标列表，即只要完成 20% 的目标（列表中 10 条的前 2 条或前 3 条）就可以达到 80% 的最终结果。换句话说，我们可以假设少数至关重要的目标完成了，结果就会与其密切相关。

16.9　事业成功是兴趣、快乐和对未来幸福渴望的结果

最后，我想建议，造就事业成功的内部和外部的力量是兴趣、快乐和对未来幸福渴望的综合结果，这些是你们和你们的团队应该每天培养的。

参考文献

[1] Carlson R (1998) Don't worry, make money. Hodder and Stoughton, London.

[2] (1998) Taken from the New Oxford Dictionary of English. Oxford University Press.

[3] Sheen JH, Sheen AP (1998) Aesthetic rhinoplasty. Quality Medical, St. Louis, p 131.

[4] Millard DR Jr (1986) Principlization of plastic surgery. Little Brown, Boston, p 31.

[5] Sarver DM (1998) Esthetic orthodontics and orthognathic surgery. Mosby-Year Book, St. Louis.

第 17 章　爱德华多·隆巴尔迪·瓦劳利：美是复合的

在本书中，从来没有简单地使用"人体美"或"容貌美"这些术语，因为这是不恰当的。面部外科医生不但能很好地处理面部的比例、外形、容量和对称性，也能处理好面部功能、疼痛和患者满意度。为了避免重复这些术语，我们筛选出一项由爱德华多·隆巴尔迪·瓦劳利教授开展的研究，这项研究是关于人体美非医学的现代观点。

意大利一个成功的系列广播节目（RAI-Radio 3）首次提出"美是复合的"。其出自2010 年意大利都灵学术大学出版社出版的 *Semplificare. Micro-filosofie del quotidiano* 一书中的 *Castelli in Aria* 章节。爱德华多·隆巴尔迪·瓦劳利在罗马第三大学教授语言学。

美是复合的

美可以建造，也可以被破坏

在这一章，我们试着追寻那些所有最简单的思路，对所有人都很重要的一个主题——人体美。一个人的美是位于何处？它仅仅是一个解剖学上的特征吗？更确切地说，脸的美取决于轮廓？还是取决于身体特征？或者，事实上好看起源于别的一些东西？

问过这种问题后，我们还应问是否一个人会拥有这种特质，人生中一个特定的时刻，某种程度上拥有这种特质的人是否一成不变？究竟我们能保留多少美？随着年龄的增长，我们应该从什么层面来谈论美？关于这个问题有许多有争议的观点，而我们将会表达一种人们不太熟知并倾向于压制它的观点，因为这是一个令人讨厌且很难被接受的观点。

一个人的美到底位于何处？特别是，什么时候、什么情况下能理所当然地说一张脸是美丽的？许多观点导致人们相信人体美首先是一个解剖事实，依赖于物质形态、身体轮廓，依赖于身体本身和周围空间之间识别的边界。因此，一张颧骨过高的脸不再被认为是漂亮的；一张太长、太宽或者眼间距太近的脸也缺少美感；一片嘴唇比另一片过度肥厚或下垂等，也同样不被认为漂亮。这些都是解剖学特征。或许这就是证据，证明普遍所持的观点是真实的：有一些确定的解剖特征自动地将一张脸排除在美丽之外。

尽管这些解剖标准（面部轮廓匀称、面部解剖与协调标准一致）可能几乎成了美的必要条件，但却不是充分条件。

让我们以一张解剖上合乎标准的脸为例，这张脸与标准美一致，但是呆滞。在我看来（再简化一点），我们可能会分辨出两种呆滞表情的基本类型。第一种是消极的表情：典型的眼睑半下垂的眼睛，没有视物，是一种不活动的姿势。这种消极的感觉是这样表现出来的：眼睑不是像正常视物那样睁开，而是比正常下垂，同时嘴巴微微张开，很可能嘴角向下，也就是说面部肌肉处于一个放松的状态。

一般情况下，消极的表情可以使一个人的所有面部特征被忽略，面部变得松垂。肌肉不活泼，因为没有绷紧的意识，使肌肉松弛，或为某种目的操纵它们：它们因为没有做任何事而被忽略了。消极呆滞的脸是一张被放弃的脸。我希望读者脑海里能有一个生动的画面。

另一种呆滞的脸是"词源性的"。呆滞这个词起源于拉丁语 *stupor*，意为惊愕。呆滞的人理解能力太差，以至于不管他看到什么都表现为反应不过来的惊愕。所以，"词源性的"麻木脸总是被理解为：眉毛上扬，嘴巴前伸（像壶嘴口），就像要说 *oh*！多惊愕。试着根据描述去想像或做出这样的表情。这种呆滞脸是一种不管看到什么、发现什么都表现为惊愕的脸，意味着没有能力理解。简而言之，是缺少智慧，对应词源意义上拉丁语 *intelligo*，即"我明白"。

一种是面部特征完全被忽略的脸，另一种是对一切都浑然不知的脸，这两种脸有什么共同点呢？那就是它们都是没有思想活动的脸。即使这张脸从解剖学上看是完美的，它没有泄露任何思想，但其实恰恰相反，它揭露了一种忽略或完全没有能力理解的状态，这样的脸传达着一种不美的感觉。尽管面部很匀称，但是如果是这两种表情中的一种，也就是说表现出没有思想特征，就很难发现这样的脸美。

所以，我们初次尝试把美简化：一张脸美不美，尽管解剖起着决定性的重要作用，但在好的解剖基础上，一定是思想在发挥作用。一张脸一定呈现出生动、积极、意味深长，其背后有这样的事实：思想在发挥着作用。如果没有思想，只有无视、无知，那么，这张脸不会让人感觉美。因此，美，不仅仅是解剖上匀称的产物，也是内在品质的体现。如果我们能够如此定义智慧的话，它起源于脸。

那么，除了通常已经建立的美的标准外，我们必须加上智慧，它是超越一切存在主义的。认识一个人一段时间后，我们识别他将变得简单，不再关注美或丑。我们不再把他的脸和审美判断联系在一起，而是联系到这个人的特性。这不再是美和丑的问题，就任何事情而言，它是我喜欢和不喜欢的问题。实际上，我们作出的这种判断已经把说"我喜欢"或者说"我不喜欢"从脸分离出来，不再是指脸，而是这个人的全部。所以，如果我们喜欢一个人的许多其他方面，事实上他或她的脸可能比一个外人丑，却变成与我们毫不相干了，因为他或她的脸不再是美和丑的问题，而是简化成这张脸代表了这个人。

所以，美和丑的范畴就已被我们以往的经验、存在和情感的本性、个人的总体看法以及由脸传达的感觉所取代。可能一开始我们觉得一个人丑，但学会欣赏他之后，不再觉得他丑。尽管这个人不是太好看，但因为这个人是弗朗西丝卡或者是乔瓦尼，丑陋的脸这个概念将不再适用于他。

我相信脸比身体更能发生这种情况。对我来说，当我了解了一个人，他的身体可以一直是丑的，如果是身体丑的话不会降低我对他脸的评价。因为脸和个性密不可分，如果我们感觉他的个性是积极的，那么，也会感觉他的脸是积极的。相反，如果我们感觉他的个性是消极的，即使他有一副非常吸引人的外貌也会让人感觉消极。

那么脸的美丽，首先是个性的产物。这与事实完全相符：智慧把面部渲染得充满生机、美丽动人。这也同样适用于陌生人。但是如果我们认识这个人，脸的美丽取决于个性就更是如此。如果一张脸流露出我们能理解的坚定不移的思想，或者是权威型的个性，或仅仅是我们爱的或欣赏的人的脸，那么，这张脸是令人愉悦的，从这个意义上来说它是"美丽的"。

事实上，我们发现一张脸令人愉悦是因为这个人机智而敏锐；或是因为我们知道她（他）有伟大的批判精神；或是这个人非常聪明；或是安静。不管这个人如何，她（他）的面部表情在传达这些信息，因此会不知不觉地使我们感到愉悦。基于这种愉悦，我们有理由说，在我们看来这是一张漂亮的脸。

甚至恶意、邪恶也可以是美。一张恶意的脸也可能是一张吸引我们的脸。这里有一个条件：那就是高品质的恶意。在许多情况下，品质胜于特征（例如正向和负向）。两者都有积极和消极的方向，都能通向邪恶和善良。如果有高品质，我们会被它吸引。

因此，即使脸上写着邪恶，可我们感觉到邪恶背后仍有智慧，这意味着我们拥有和懂得了现实的能力，我们就会受到这种能力的影响并顺利地感知到这种能力。威严之心使人美丽，即使是邪恶之心：一般来说，如果眼睛、颊部肌肉群和面部轮廓一起表现出来的是权威而不是平庸，我们也会很乐意去看它。

一部分在世界范围内收集的名人的脸能证实这个论证。例如，很多女人认为美国演员杰克·尼科尔森是帅气的男人。的确，说得更好听点，他是一个极其令人着迷的人。尽管解剖学观点上没有什么特别的，但却是一个让人满意的人。这是因为他具有很吸引人的个性，当然，他的个性中邪恶的成分多于善良。杰克·尼科尔森在电影中扮演的通常是残忍的角色（毫不夸张地说有些时候他扮演的角色堪比魔鬼）。杰克·尼科尔森能在他脸上表现出超乎人道的残忍，就上述意义而言，他的脸令人愉悦，至少很吸引人。

另一位演员也经常扮演坏蛋角色（和杰克·尼科尔森截然不同），他没有典型美男子应有的解剖特征，这个人就是约翰·马尔科维奇。他是一位极具吸引力的男人，是因为他的那种邪恶，就是那种恶意写在脸上的味道。这种邪恶的类型，我认为是那种久经

世故的、阴险的、能指挥所有的、掌控一切的邪恶。这种角色的典型代表是凡尔蒙子爵，是他在斯蒂芬·弗雷斯导演的电影《危险关系》中的角色，电影改编自拉克洛所写的小说。他随心所欲，掌控各种局势，完全藐视他人。当然，这样是邪恶的，但是我们深深地被他吸引着。因此，约翰·马尔科维奇是一个极其有能力让人愉悦的男人。

另一张帅气且邪恶的脸是加里·奥德曼的脸，也许他不是那么有名，他是在《这个杀手不太冷》中扮演坏人的演员。这是一部和让·雷诺及年轻的娜塔丽·波特曼一起饰演的电影，导演是吕克·贝松。加里·奥德曼在这部电影中表现的是一种黑暗、放肆的邪恶。他并不具备极其帅气的面容，但是我们感觉他有能力绝对地残忍。他可以（至少看起来）放任自己无限地残忍，并且极度地享受这种残忍。他有一种超越正常人类的能力，这种能力即使是用在邪恶的方向上，也会不可置疑地产生了魅力。我们会止不住地盯着他的脸看。

话说回来，美和时间也有关系。首先，我们来说一说美和短期时间的关系：容貌特征的设定方式，即主动的肌肉收紧体现脸部背后的智慧，但不是唯一的事实，还取决于他们运动的节律。如果一张脸对外部刺激反应缓慢、延迟，这个人给人的印象是迟钝。节律是重要的。如果反应迅速，反应和刺激同步发生，即对所发生的事件能迅速地注意到并且立即作出反应，就能得到一个聪慧的印象，因此就是美的。

但不应该有不受控制的爆发反应。一些精神病患者或者有神经病理改变的人，面部肌肉发出的不是对外部刺激协调的快速运动，而是出现内部失调时简单的不连贯运动。所以，我们既感觉不到智慧，也感觉不到美。的确，精神疾病常常使脸部变得令人不悦。

美和长期时间的关系更有意思。时间会

破坏人体之美。知性美通常随着年龄的增长保持，甚至是有所增加；但是，身体的吸引力会随之减少。我们会本能地觉察到这一点，我认为我们应该，甚至用一个明确的态度去勇敢地面对知性美，然而由于我们不想看见它，因此这种美经常会被我们忽略掉。

我记得罗马威尼斯广场上的一个硕大广告牌，在最显眼的位置有一张老年妇女的脸部照片和一个标语："80岁的你依然可以美丽。世界什么时候才能明白？"我觉得它是一则化妆品广告。我发现它很夸大其词，很令人恼火。首先，照片上的妇女不是80岁，而是大约70岁。此外，她是你能想象出来的最漂亮的七旬老人，并且照片肯定是美化过的。所以，这则广告是虚假的。即便如此，这个漂亮的七旬老人的身体依然完全没有吸引力。她失去了她所有的吸引力。然而这则广告以及夸大其词的问题（世界什么时候才能明白？）意在使人们相信随着岁月流逝美是可以保持的。威尼斯广场的那个广告牌宣称的是人们在年老的时候可以和他们年轻的时候一样有吸引力。

事实是，年轻女性才是美最好的典范。这是痛苦的真相。更痛苦的是，非常遗憾，女人的青春是短暂的。当然，年轻男性也一样。我们这里以女人为例是因为她们是广告的目标群体，她们更看重美，这个话题可以分性别讲。年轻人的身体更健美。虽然我们一直强调美是多种条件复合而成的，但不可否认身体的有利条件，因为身体依靠组成它的物质的质量，这和年龄密切相关。我们最喜欢年轻的身体组织：对特别健康的身体，我们更容易发生生物学效应及荷尔蒙反应，其实，本质上是对年轻的身体组织。

支持美是一组不同的参数这种说法，解剖只是其中的一个参数，我们不能压制这个事实（隐藏于意识层面之下）：身体所发挥的吸引力过了某个年龄段之后开始减少。所以，当谈到我们所期待美的特定方面时，不能把它认为是一个精神层面的问题。作为哺乳动物，我们有一个明确的本能，就是找一个合适的配偶繁衍生息：合适的人指的是具有完美孕育能力的女人或能最好地执行繁殖功能的男人。男性和女性的生育能力是不一致的，因为男性的生育能力持续时间更长，所以，男性性感的外貌比女性持续时间长。

这是一个极不受欢迎的论点，但是因为事实如此，我们必须实话实说；确实，恰恰因为这一论点不受欢迎，我们必须更加努力去面对事实而不是自欺欺人。如果我们知道事情的真相、面对真实的自己会生活得更好。通常，我们的文化倾向于压制所有一系列的令人不愉快的事情。例如，人们往往压制关于死亡的想法：它是大众传媒的盲区，我们都试图避免。当死亡可以被广泛公开谈论的时候，我们将开启一个文化的新纪元，人们可以随心所欲地谈论死亡，可是，目前死亡是一个被压制的话题。

与死亡类似的是衰退、年老。人们假装不存在这种事情：老年人总是被描述成本质上是年轻的。然而，老了就是老了。最好清清楚楚地大声喊出来年轻人比老年人美：这不是主观臆想的或存在主义的（我没有说年轻人比老年人幸福），而是器官感觉到的，意思就是我们的感官理解的方式。不管是谁，都会感觉到年轻是美的，年老是丑的。让我们承认并且面对我们会老的事实，明白我们不能抱有太多侥幸心理。

那则八九十岁老人可以漂亮的广告是误导人的，因为它让人们觉得在年事已高的时候，仍然可以追求外在美。我认为当一个人逐渐变老的时候，正确的态度是不追求人体的美，接受人体的美已经不复存在，转而追求其他类型的美，或者是完全追求其他的令人满足的事。认清自己年老及风华不在的事实，能帮助我们坚定地追求其他令人满足的事。这类事情肯定是存在的，如果到时候我们没有准备好就会冒着失去它们的风险，例如，通过依靠化妆艺术保持永远年轻。压制和忽略美随着时间流逝的事实，真的是自欺欺人的做法。

在这个领域中面对事实，意味着承认美最重要的是解剖，但不是唯一的：个性和品质也很重要。解剖的美和人体的美与生殖本能密切相关，因此，我们更能从年轻的、有生育能力的、健康的、组织新鲜的人身上发现美。所以，我们不应该隐瞒我们会越老越丑这个事实，这样做明显是不利的。

这句话值得被重复地说：我们越老越丑。让我们面对它，不要看重化妆品广告，接受对于改变衰老我们能做的很少这个事实。让我们试着更关注自己内在的东西，增加满足感。让我们好好地生活，参与真正的战役，它是内在的而不是关于化妆品的战役。

我们关于美的讨论变成了关于衰退的讨论。衰退是我们固有的，初始的发育阶段过了之后，开始转向衰退，直至完全丧失。我们的身体衰退到某种不能再衰退的程度之后，便终结于死亡。这在我们的文化中被系统地压制了，许多主要的传媒都试图隐瞒它。私人来源的大众传媒（典型的是广告业）有一个趋势，就是把衰退和年老这整个主题呈现成一个完美结局的故事。好像美丽和年轻永远存在一样。老年人在广告中看起来很棒，他们行动超级灵活、很快乐，被年轻人围绕着。然而这是骗人的：特别是，人体美的退去。

幸运的是，还有其他类型的美，如果人体美没有了智慧的美，没有了开始我们提到的思想灵活的美，那这种人体美对任何人而言，都是没有用的。的确它是没用的：一张完美的脸带着呆滞的表情，是不会让人愉悦的。所以，我们的内在很重要。我们应该追求内在，因为，显然脸上不会永远不长皱纹。